卫生杀虫器械及应用

主编　马雅军　陶　峰

科学出版社

北京

内 容 简 介

本书系统介绍了卫生害虫的主要类群，卫生杀虫器械（喷雾器）的主要结构组成、技术规范、常见产品类型及其使用与保养，以及卫生杀虫作业中的个人防护，并附加了喷雾器各种组件质量的测试方法及产品的现场评价方法。本书内容专业性强，语言条理清晰，通俗易懂。

本书适用于媒介生物控制专业相关的高等和职业院校、科研单位、疾病预防控制机构、虫害防制公司和相关生产厂家的人员阅读，既可作为专业手册查阅，也可作为各类专业培训的教学参考书。

图书在版编目（CIP）数据

卫生杀虫器械及应用/马雅军，陶峰主编 . —北京：科学出版社，2024.1
ISBN 978-7-03-076687-8

Ⅰ.①卫⋯ Ⅱ.①马⋯ ②陶⋯ Ⅲ.①卫生害虫—防治 Ⅳ.① R184.3

中国国家版本馆 CIP 数据核字（2023）第 200281 号

责任编辑：李 玫/责任校对：张 娟
责任印制：师艳茹/封面设计：吴朝洪

科 学 出 版 社 出版

北京东黄城根北街 16 号
邮政编码：100717
http://www.sciencep.com

北京汇瑞嘉合文化发展有限公司印刷

科学出版社发行 各地新华书店经销

*

2024 年 1 月第 一 版 开本：787×1092 1/16
2024 年 1 月第一次印刷 印张：8 1/4
字数：200 000

定价：75.00 元
（如有印装质量问题，我社负责调换）

编著者名单

主　编　马雅军　陶　峰

副主编　彭　恒　石　华

主　审　杨振洲

编著者　（按姓氏笔画排序）

冯欣宇　庄松阳　刘洪霞　张婉莉

陈镜伯　周秋明　单文琪　钟汶兵

姜　宁　袁　浩　董昊炜

前 言

综合防控卫生害虫是秉承可持续发展的理念提出的，是指从卫生害虫与生态环境和社会条件的整体观点出发，标本兼治，以治本为主，用安全、有效、简便、经济的方法，因地制宜、因时制宜，对防控对象采用环境治理、化学防控、生物防控或其他有效手段，合理组成系统的防控措施，将卫生害虫的种群数量控制在不足为害的水平。其中化学防控是指应用天然或合成的药物毒杀或驱避卫生害虫的方法，由于化学杀虫剂具有使用方便、起效迅速的特点，故化学防控是虫媒病疫情紧急处置时的首选方法。卫生杀虫器械是化学杀虫剂施用的器械和工具，其制造的技术规范、组件的测试和产品的现场评价及正确使用是提高防控效果的重要保障。

卫生杀虫器械新技术和新产品的研发需要多个专业和行业人员共同协作，从最初的设计到最终形成产品，涉及机械系统动力学、机械制造工艺学、材料学、物理学、化学、电学、生态学、动物行为学、气象学和药学等多专业学科知识。因此，卫生杀虫器械的研发者和制造者需要有完善的标准和规范遵循。

卫生杀虫器械最早源于植保器械，长期借用农林害虫防控领域的相关概念，两类器械虽有许多相似之处，但其用途和使用场所差异很大。目前我国卫生杀虫器械在命名、制造规范和检测方法等方面尚不够完善。鉴于此，笔者编撰这本关于卫生杀虫器械的基本组成、技术规范及应用的专著，为使用者能得心应手地使用和保养相关器械系统提供专业性材料。

本书在介绍卫生害虫主要类群和危害及防控方法的基础上，对杀虫器械进行了详细阐述，内容包括喷雾器械的主要结构组成、各类喷雾器械技术规范、我国常见产品类型及其使用与保养，并将喷雾器械各重要组件的测试方法、产品的现场评价方法等列于附录。书中喷雾器械的主要结构组成、各类喷雾器械技术规范等参考了 2018 年世界卫生组织（WHO）出版的《媒介生物控制设备：规范指南》（第 2 版）（*Equipment for vector control: Specification guidelines, 2nd edition*）中的相关内容，并结合我国的特点撰写。部分内容参照了杨振洲等主编的《卫生杀虫药械评价与应用》（军事医学出版社，2008），并进行了更新与修订。

本书的编写人员主要是中国人民解放军海军军医大学媒介生物及控制专业的教学和研究人员，以及中国人民解放军疾病预防控制中心（杨振洲、石华）、上海市疾病预防控制中心（刘洪霞）和海口市疾病预防控制中心（钟汶兵）的媒介生物控制技术指导和督导人员，其中不乏理工科背景的医工交叉研究人员（陶峰、陈镜伯）。本书涉及专业领域较多，在编写和审校过程中，编者们力求表达准确、语言条理清晰、通俗易懂，但限于编者水平，书中若有不妥之处，望同行和读者不吝指正！

马雅军　教授

中国人民解放军海军军医大学

2023 年 9 月

目 录

第一章

概　述

　　人类的历史，也是一部与自然界不利因素做斗争的历史。不论是远古时代的人类祖先，还是生存在数字化科技发达的现代人类，都会受到其他生物的影响。不论你是否在意，一些不速之客总是不请自来，不期而至。其中一些会吸血骚扰，一些会破坏器物，还有一些会传播令人恐惧的传染病，引起恐慌、烦躁、焦虑等不良情绪。我们常把这些生物称为"卫生害虫""病媒生物""媒介生物"或"有害生物"。这几个概念既相互关联，又有所区别。卫生害虫是指与人类关系密切并危害人类健康的节肢动物，既包括毒害、吸血、骚扰的节肢动物，也包括传播疾病的节肢动物。病媒生物与媒介生物二者是相近的概念，是指能直接或间接传播人类疾病，危害、威胁人类健康的生物，包含传播疾病的节肢动物和鼠形动物等，一般不包含仅毒害、吸血、骚扰而不传播疾病的生物。有害生物的概念范围最广，是指在一定条件下，对人类的生活、生产甚至生存产生危害的生物，涵盖了"卫生害虫""病媒生物"和"媒介生物"的范畴。狭义上的有害生物仅指动物，广义上则包括动物、植物、微生物乃至病毒。

第一节　卫生害虫的主要类群和危害

　　卫生害虫的主要类群包括蚊、蝇、蜚蠊、蚤、虱、白蛉、蠓、蚋、虻、臭虫、蜱、螨、蚂蚁、隐翅虫、松毛虫、毒蜘蛛、蜈蚣、马陆等，它们影响人们的正常生活、工作、学习或活动安全，传播虫媒性疾病，甚至造成传染病的大面积流行，导致疾病乃至死亡。

　　卫生害虫对人类健康的危害分为直接危害与间接危害。直接危害是指节肢动物吸血、骚扰、螫刺、毒害、寄生和由其引发的过敏反应对人体导致的危害。间接危害则是指卫生害虫传播病原体引起疾病。

一、蚊

　　常见的蚊主要有3属，分别是按蚊属、库蚊属和伊蚊属，常称为按蚊、库蚊和伊蚊（图1-1）。

（一）按蚊

　　成虫停息时，喙与身体成一条直线，身体与停息面成一定角度，大部分按蚊的翅膀上可观察到明显的黑白斑点。活动高峰期为黎明晨曦时。

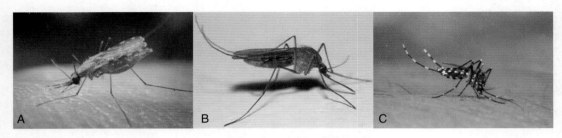

图 1-1　重要蚊虫类群
A. 按蚊；B. 库蚊；C. 伊蚊

（二）库蚊

成虫停息时，身体与停息面基本平行，翅上没有明显的黑白斑，身体上也没有明显的黑白环。活动高峰期常在 22 时以后至凌晨。

（三）伊蚊

成虫停息时，身体与停息面基本平行，身体和足有明显的黑白环。中胸盾片有白色条纹或花纹。活动高峰期在黄昏和黎明前后，白天也会活动吸血。

蚊的一生包括卵、幼虫（孑孓）、蛹和成虫 4 个阶段。成虫生活在陆地，其他时期都生活在水中。雌蚊在水中产卵，幼虫孵出，称为孑孓。孑孓经蜕皮 4 次发育成蛹，经 2 天完全成熟。成虫从蛹中羽化，羽化后的成蚊在清晨或黄昏时，通过群舞交配。交配后的雌蚊通常需要吸血后才能产卵，雄蚊则不吸血。在夏季蚊虫繁殖一代需 10 ～ 15 天。

蚊子叮咬人，使人皮肤瘙痒，影响睡眠。最重要的是，蚊子能传播多种疾病，对人类健康有重大威胁。传播的疾病种类包括疟疾、流行性乙型脑炎、登革热、丝虫病、黄热病、西尼罗河热、寨卡热、东方马脑炎、西方马脑炎、委内瑞拉马脑炎和基孔肯雅热等。

二、蝇

蝇种类繁多，包括蝇科、花蝇科、丽蝇科、麻蝇科、舌蝇科、皮蝇科、狂蝇科等。常见的蝇种主要有家蝇、金蝇、绿蝇、麻蝇等（图 1-2）。

（一）家蝇

体型中小型，长 5 ～ 8mm。胸部背面有 4 条黑色纵纹。腹部常为黄橙色。遍布世界各地，与人畜关系最密切，能传播多种疾病。幼虫多在人畜粪便中孳生。

（二）金蝇

头大而红，俗称"红头蝇"，体长 9 ～ 10mm。胸腹部呈金属绿色，红色复眼之间的颊部为橙色。金蝇是重要的粪生蝇类，幼虫多孳生在粪便中，与肠道传染病流行关系密切。

（三）绿蝇

体长 5 ～ 9mm，胸腹部呈金属绿或蓝色，红色复眼之间的颊部为银白色。绿蝇喜欢腐败的动物质，雌蝇常产卵于肉类、动物尸体和动物体上，可引起耳道和泌尿道蝇蛆病。

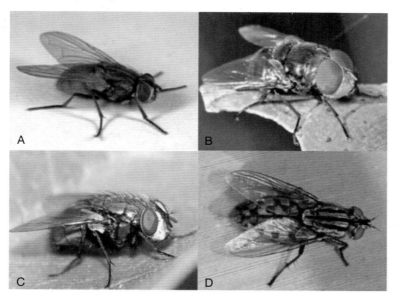

图 1-2　常见蝇种

A.家蝇；B.金蝇；C.绿蝇；D.麻蝇

（四）麻蝇

体型较大，胸部背面有 3 条黑色纵纹，腹部可见明显的黑白相间的棋盘斑。卵胎生，雌性麻蝇直接产出幼虫。

蝇的一生包括 4 个阶段：卵、幼虫（蛆）、蛹和成虫。成虫羽化 2～3 天后交配，再过 2～3 天产出乳白色卵。卵经过一段时间的发育，孵出幼虫，也称蛆。蛆经过 2 次蜕皮，发育为 3 龄幼虫，幼虫成熟后，形成棕褐色的蛹。蛹经过 4～8 天羽化出成虫。蝇繁殖一代的时间与温度有关，家蝇在 27℃时繁殖一代需要 15 天，而在 30～40℃时，仅需 8～10 天。

除了骚扰以外，蝇类的主要危害是机械性传播疾病，如脊髓灰质炎、肝炎、伤寒、副伤寒、痢疾、阿米巴痢疾、霍乱、炭疽、结核等，还可传播原虫包囊和蛲虫、绦虫虫卵；有些蝇类幼虫可寄生在器官组织中，引起蝇蛆病。

三、蜚蠊（蟑螂）

蜚蠊俗称蟑螂，全世界有近 5000 种，我国有 250 余种，大部分在室外生活，少数蟑螂在人类居室内活动。可传播疾病。常见的蜚蠊约 10 种，如德国小蠊、美洲大蠊、褐斑大蠊、澳洲大蠊、黑胸大蠊等。

（一）德国小蠊

德国小蠊（图 1-3）体型较小，成虫长 1～1.5cm，呈淡褐色。前胸背板上有两条黑色纵纹。

（二）美洲大蠊

美洲大蠊（图 1-4）体型较大，成虫长 3.5～4.0cm，呈暗褐色，触角长。前胸背板边缘有淡黄色带纹，中间有褐色蝶形斑，雄成虫翅长于腹部。卵鞘内含卵 16 粒。

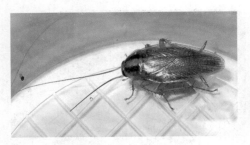
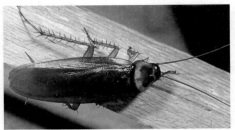

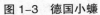

图 1-3　德国小蠊　　　　　　　　　　　　图 1-4　美洲大蠊

蟑螂的一生经历卵、若虫、成虫 3 个阶段。雌雄虫交配后，受精卵在雌虫体内形成卵荚。受精卵中孵化出来的小蟑螂，体型较小、初期几乎透明，与蟑螂成虫相似，因此称为若虫。若虫发育缓慢，经过多次蜕皮发育为成虫。成虫形成后 3～5 天即可交配。

蟑螂是杂食性昆虫，对含糖和淀粉的食物尤为喜欢。喜欢温暖、潮湿、有缝隙和食物丰富的地方，如厨房、食堂、食品仓库、动物房、饮料间、下水道、沟槽、垃圾污物堆积处等场所。蟑螂白天主要隐藏在各种暗处，尤其喜欢藏匿于木质或纸质的缝隙中，夜晚出来觅食活动。蟑螂可机械性传播多种疾病，如伤寒、副伤寒、霍乱、细菌性痢疾、阿米巴痢疾、脊髓灰质炎、结核病和寄生虫病等；还能携带病原体，如铜绿假单胞菌、麻风杆菌、黄曲霉菌等。蟑螂的尸体碎片和粪便能对人造成过敏，可引起瘙痒。此外，蟑螂还可传播长膜壳绦虫病和美丽筒线虫病。

四、臭虫

臭虫成虫呈卵圆形，无翅，背腹扁平，体长 5～7mm，未吸血时呈淡黄色或淡棕色，吸血后呈深红褐色。吸食人血的臭虫有两种，分别是温带臭虫和热带臭虫（图 1-5）。臭虫主要藏匿在室内的床架、墙壁、天花板、被褥、草垫、床席等的缝隙和糊墙纸的后面，其栖息场所常有许多棕褐色的粪迹。雌、雄臭虫和若虫都吸血，白天不活动，晚间出来吸血。臭虫每次吸血需 6～9 分钟，吸血量可以超过自身体重的 1～2 倍，通常每隔 1～2 天吸血一次。有些人被臭虫叮咬后反应强烈，被叮咬部位可形成丘疹，奇痒甚至夜不能眠。目前认为臭虫不传播疾病。

五、蚤

蚤俗称跳蚤。成虫较小，长 1～6mm，身体亮色至暗棕色，体型呈卵圆形、侧扁，无翅，足 3 对，十分发达，尤其后足非常适合跳跃。蚤的一生包括卵、幼虫、蛹和成虫 4 个阶段（图 1-6）。

成虫怕光，常藏匿于宿主的毛发或衣物下（甚至床上），在鼠洞和鼠身体上较为常见。多数跳蚤在白天和晚间都可吸血。除吸血、骚扰外，蚤还能传播多种疾病，如鼠疫、地方性斑疹伤寒等，以及长膜壳绦虫病和短膜壳绦虫病。鼠疫属于甲类传染病，是对人类危害最严重的传染病之一，蚤是其主要的传播媒介。

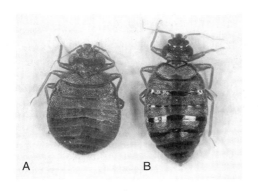

图 1-5　吸食人血的臭虫
A. 温带臭虫；B. 热带臭虫

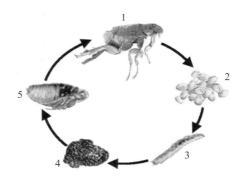

图 1-6　蚤的一生
1. 成虫；2. 卵；3. 幼虫；4. 黏附尘土碎屑的茧；5. 蛹

六、白蛉

白蛉属双翅目毛蛉科，比蚊子小。头部呈球形，复眼较大，呈黑色，胸背隆起呈驼背状。翅狭长，末端尖，有许多长毛，停息时两翅向背面竖立，呈"V"字形，足细长多毛（图 1-7）。

白蛉的一生历经卵、幼虫、蛹和成虫 4 个阶段。成虫飞行能力不强，呈跳跃式起飞、停落，于夜间活动，只有雌性成虫吸血，可吸食两栖类、爬行类及哺乳动物的血液。幼虫孳生于动物巢穴、墙洞，以及周围疏松的土壤中。

白蛉刺叮吸血，可引起强烈的皮肤过敏反应，局部可出现红色丘疹、风团、小结节或糜烂、水疱等，愈后可留下色素沉着的斑片。白蛉还能传播多种利什曼病、白蛉热和巴尔通体病。

七、蠓

蠓俗称小咬。成虫很小，仅 1～2.5mm，肉眼不易看清。头部有一对突出的复眼，口器非常小且不显著，垂直向下伸出。翅短而宽，休息时似折起的剪刀叠于腹部上方，吸血蠓的翅上大多有明显的斑点。腹部呈棕黄色或黑褐色（图 1-8）。

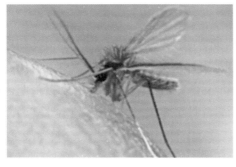

图 1-7　白蛉

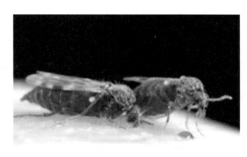

图 1-8　蠓

雌、雄成虫以天然含糖液体为食，雌虫还吸血，全天都可能叮咬，但多在夜间特别是上半夜。蠓的口器短小，不能穿透衣物，经常成群地围绕在人的头部叮咬面部，特别是前额和头皮，以及其他裸露在外的皮肤。蠓大多在室外活动，很少进入室内。蠓叮咬可引起虫咬性皮炎，比蚊叮咬后反应强烈，有的人会产生丘疹性荨麻疹，奇痒难忍，还有的人会继发蜂窝织炎、淋巴管炎、淋巴结肿大等。个别病例可引起过敏性休克。蠓可传播丝虫病、链尾丝虫病和奥氏丝虫病。

八、蜱

蜱属于蛛形纲，成虫有 4 对足。全世界已报道超过 800 种。根据背面有无盾板可分为硬蜱和软蜱两大类。

（一）硬蜱

硬蜱（图 1-9）成虫背腹扁平，呈椭圆形，长 2 ～ 23mm。体壁为革质，有伸缩性，能大量吸血，吸血后虫体显著增大。头、胸、腹分界不明显。背面有盾板，可见假头从身体的前方伸出。雄虫的盾板覆盖整个背面，雌虫的盾板约覆盖前 1/3。假头是蜱的口器，用来刺入宿主皮肤吸血。

（二）软蜱

软蜱（图 1-10）成虫背腹扁平，呈椭圆形，长 8 ～ 13mm，体壁强韧似皮革，多皱褶，常有细小结节或颗粒。软蜱背面无盾板，假头位于腹面，背面不可见。

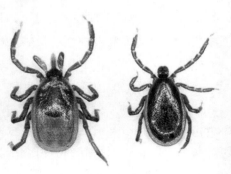

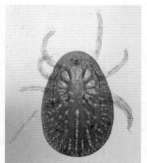

图 1-9　硬蜱
A. 雌性；B. 雄性

图 1-10　软蜱

蜱发育过程分卵、幼虫、若虫和成虫 4 个时期，属于不完全变态。蜱成虫交配后吸血，在草根、树根、畜舍等处表层缝隙中产卵。蜱卵呈球形或椭圆形，2 ～ 4 周幼虫可孵出，经 1 ～ 4 周蜕皮为若虫。若虫吸血后再经 1 ～ 4 周蜕皮而发育为成虫。硬蜱若虫只有 1 期，软蜱则有 1 ～ 6 期若虫。硬蜱完成一代生活史的时间为 2 个月至 3 年，成虫寿命 1 个月至数十个月；软蜱完成生活史需半年至 2 年，成虫可多次吸血、多次产卵，寿命可达 5 ～ 6 年，甚至数十年。蜱耐饥力很强，成虫甚至可达 1 ～ 2 年。蜱孳生环境因蜱种不同而异，一般来说，动物体表、巢穴、草地、落叶等处较容易发现蜱。

蜱叮咬宿主吸血后可引起皮肤水肿、发炎，甚至溃疡。蜱的唾液腺中含有麻痹毒素，可导致蜱瘫痪。蜱传播多种疾病，包括森林脑炎、莱姆病、克里米亚 – 新疆出血热、蜱媒斑点热、蜱媒回归热、Q 热、鼠疫等，其中许多疾病诊治困难。因此在可能有蜱孳生的野外环境活动时，必须特别注重个人防护，避免被蜱叮咬。

九、恙螨

只有恙螨幼虫叮咬人和动物。恙螨幼虫非常小，肉眼难以发现，体长 0.15 ～ 0.3mm，红色至浅黄色（图 1-11），主要孳生在隐蔽潮湿、多草、多鼠的场所，在鼠类身体上特别是在内耳郭常见。恙螨幼虫喜欢叮咬人体潮湿、皮薄、有皱褶且分泌物多的部位，如腹股沟、外生殖器、腰部、腋下、乳房等处。被恙螨幼虫叮咬后，局部会出现恙螨皮炎，并可传播恙虫病和肾综合征出血热等。

十、疥螨

疥螨是一种寄生在人体皮肤中的微小寄生虫，大小仅为 0.2 ～ 0.4mm，肉眼无法分辨。成虫体近圆形或椭圆形，背面隆起，乳白色或浅黄色（图 1-12）。疥螨常寄生于人体皮肤较柔软嫩薄之处，引起剧痒，并有丘疹、脓疱、结节、斑块或水疱等皮肤病变，即疥疮。疥疮可通过直接接触或者共用毛巾、衣物、寝具等传染，在集体生活条件下容易造成传播，需要防范。

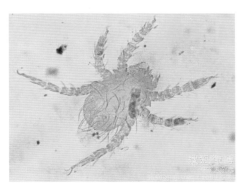

图 1-11　恙螨幼虫

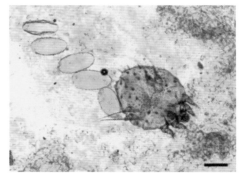

图 1-12　疥螨

十一、毒蜘蛛

蜘蛛种类很多，已知超过 4 万种，大部分蜘蛛有毒腺，但毒性较弱。个别种类毒性较强，可能致命。

（一）黑寡妇蜘蛛

黑寡妇蜘蛛（图 1-13）学名间斑寇蛛，是毒性最强的蜘蛛之一。长 2 ～ 8cm，腹部亮黑色，并有一个典型的红色沙漏状斑记，易辨认。黑寡妇蜘蛛性格凶猛，毒性极强。叮咬人时常较难察觉，5 分钟后伤口才开始发热发痛，数小时内开始出现恶心、剧烈疼痛和僵木，偶尔还会出现肌肉痉挛、腹痛、发热及吞咽或呼吸困难，不及时处理可能导致死亡。

（二）褐寡妇蜘蛛

褐寡妇蜘蛛（图1–14）学名几何寇蛛，与黑寡妇蜘蛛形态相似，但颜色较淡，体型也较小，毒性相对较弱。近年来我国报道了多起在国外入境货物中检查出褐寡妇蜘蛛的事件。

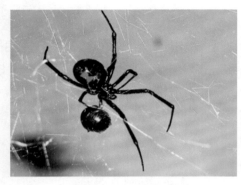

图 1–13　黑寡妇蜘蛛

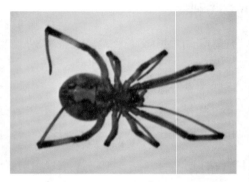

图 1–14　褐寡妇蜘蛛

（三）漏斗网蜘蛛

漏斗网蜘蛛（图1–15）是世界上最致命的蜘蛛之一，生性好斗，人被咬伤后不足1小时就可能死亡。体长1.5～4cm，身体深棕色和黑色相间，腹部常呈深李子色，并有黑色过渡。分布于澳大利亚，喜欢藏身于阴暗、潮湿、凉爽处。

十二、红火蚁

红火蚁源自南美洲巴拉那河流域，是最具有破坏力的入侵生物之一。1930年传入美国，后蔓延至澳大利亚及我国台湾，然后再从台湾传入广东吴川县，继而蔓延至我国400多个县市。

红火蚁是一种社会性昆虫，每个成熟蚁巢有5万～50万只红火蚁。工蚁体长2.4～6mm，身体红色到棕色，腹部有明显的腹柄节，柄后腹黑色（图1–16）。兵蚁较工蚁体型大。蚁巢中还有蚁后、有翅膀的生殖型雄蚁和雌蚁，卵、幼虫、蛹初期为白色，后期颜色逐渐加深至褐色。

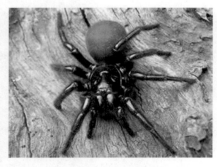

图 1–15　漏斗网蜘蛛

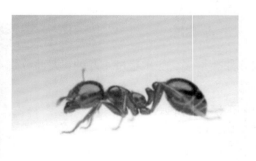

图 1–16　红火蚁（工蚁）

红火蚁食性杂，觅食能力强，喜欢捕食昆虫和其他节肢动物，也猎食无脊椎动物、脊椎动物，植物、腐肉也可作为其食物。成熟的红火蚁蚁巢向外突起呈丘状。

当蚁巢受到破坏时，红火蚁将大量涌出主动攻击入侵者。工蚁和兵蚁用尾刺进攻入侵者，人被其叮咬后会出现如火灼伤般疼痛感，随后出现如灼伤般的水疱。除咬伤与剧痛外，少数人对红火蚁的毒液有过敏反应，可造成荨麻疹、肢体肿胀等，极少数人会出现低血压、呼吸困难等休克症状，有致死的风险。若水疱破掉，容易引起二次感染。

第二节　卫生害虫的综合防控

卫生害虫与人类关系密切，通过长期的进化历程，具备了在自然环境和人居环境中生存、定殖、繁殖的能力。要达到理想的防控效果，减少对人类的危害，使用单一的方法常不能达到很好的效果，需要联合采用多种方法。因此，在卫生害虫防控工作中强调综合防控。

综合防控是指从卫生害虫与生态环境和社会条件的整体观点出发，标本兼治，以治本为主，用安全、有效、简便、经济的方法，因地制宜、因时制宜，对防控对象采用合理的环境治理、化学防控、生物防控或其他有效手段，组成一套系统防控措施，把卫生害虫的种群数量控制在不足为害的水平，并争取予以清除。常用方法包括环境治理、物理防控、化学防控、生物防控和文化法规防控等。

一、环境治理

环境治理包括环境改造、环境处理和改善居民生活条件，使之不利于卫生害虫的生存和繁殖。如疏通沟渠，填平坑洼，翻盆倒罐，清除垃圾、杂草，做好粪便管理，严格垃圾收集、分类、转运和处理。环境治理是治本的措施，在条件较为成熟的地区应首倡环境治理。但是，在某些区域实施难度较大，特别是在经济社会发展水平有限的地区，或者开发程度较低的环境。此外，环境治理见效较慢，在卫生害虫对人类危害严重的地区，不宜强调仅进行环境治理，而是应当联合物理、化学和生物防控的方法，进行综合防控，既可达到短期降低密度和风险，又可长期有效防控的效果。

二、物理防控

使用各种物理方法和物理装置进行卫生害虫的防控。如使用蚊帐，安装纱门、纱窗、防蝇帘、风幕机等，通过拍打、电击、水淹、胶粘、水烫等方法杀灭卫生害虫。物理防控方法对环境的危害相对较小，但需要耗费较多人力，起效较慢，部分防控用物品也存在污染环境的风险。物理防控通常应用于平时卫生害虫密度不高和疾病传播风险较低时。当卫生害虫密度高或者暴发相关虫媒病风险高时，一般需要联合化学防控方法进行防控。

三、化学防控

化学防控是指用天然的或合成的药物来毒杀或驱避卫生害虫的方法。尽管化学杀虫剂的应用存在着抗药性和环境污染等问题，但其具有见效快、使用方便等优点，在虫媒传染病流行时，合理使用杀虫剂仍是首先考虑的应急措施。相关内容将在下一节详细叙述。

四、生物防控

生物防控是指利用捕食性生物和致病性生物来防控节肢动物。捕食性生物的种类很多，如鱼类捕食蚊幼虫，蜘蛛捕食蚊、蝇等；致病性生物如苏云金杆菌、球形芽孢杆菌和罗索线虫等，都能使蚊幼虫致病而死亡。一般认为，生物防控对环境友好；但另一方面，生物防控需要人为引进外来生物，有造成生物入侵或导致生态系统失衡的风险。

五、遗传防控

通过改变或移换卫生害虫的遗传物质以降低其繁殖势能，从而达到防控或消灭节肢动物的目的。遗传防控中有辐射不育、化学不育、杂交不育和染色体易位等方法。遗传防控目前尚处于研究和小规模现场试验阶段。

六、文化法规防控

通过宣传教育、制定法规等方式，增强群众的卫生害虫防控意识，发动群众广泛参与到防控工作中，以达到良好的防控效果。

第三节　化学防控

化学防控是指用天然的或合成的药物来毒杀或驱避卫生害虫的方法。由于化学杀虫剂具有使用方便、起效迅速的特点，是虫媒病疫情紧急防控方法的首选，受到基层操作人员的欢迎。但生产销售厂商的经济利益因素也是推动杀虫剂广泛使用，甚至过度使用的推动力之一。用于卫生害虫化学防控的药物主要有化学杀虫剂、驱避剂和引诱剂等。

一、常用杀虫剂

杀虫剂是用来杀死、驱除害虫的化学物质，包括天然和合成杀虫剂。卫生杀虫剂属于广义农药的一部分，相对于农林杀虫剂，卫生杀虫剂种类较为局限，安全性要求更高，纯度要求较高。常用的卫生杀虫剂种类包括拟除虫菊酯类、氨基甲酸酯类、有机磷类等，有机氟类、新烟碱类、吡唑类及昆虫生长调节剂也逐渐投入使用，而最先发明的有机氯类已逐渐被淘汰。

（一）拟除虫菊酯类

拟除虫菊酯类杀虫剂是模拟从除虫菊中提取出来的天然除虫菊素的结构而合成的一类仿生杀虫剂，种类众多，如醚菊酯、苄氯菊酯、溴氰菊酯、氯氰菊酯、高效氯氰菊酯、顺式氯氰菊酯（图 1-17）、氰戊菊酯、氟氰菊酯、氟菊酯、氟氯氰菊酯、戊菊酯、甲氰菊酯、呋喃菊酯、苄呋菊酯等，具有高效、低毒、广谱、低残留、大多数品种无内吸和熏蒸作用等特点，应用范围广，可作蚊香有效成分和喷雾剂用于室内灭蚊，也可用于室内外的滞留喷洒和空间喷洒等。由于拟除虫菊酯类杀虫剂的广泛长期大量使用，许多卫生害虫对其已产生了抗药性，且近年来抗药性显著升高，不同品种之间交互抗性较为显著，带来了防控失效的潜在风险。此外，拟除虫菊酯类对鱼类毒性大，不可用于水体中进行蚊幼虫防控。

（二）氨基甲酸酯类

氨基甲酸酯类杀虫剂是在研究天然毒扁豆碱的基础上发展而来的，种类包括噁虫威（图1-18）、混灭威、速灭威、仲丁威、丁硫克百威、残杀威、双乙威等。杀虫活性高效、广谱，对高等动物毒性低，原料易得，合成简单，是目前应用广泛的一大类杀虫剂。大多数品种为速效，残效短，对成虫的毒效高于幼虫，对其天敌安全；大多数品种对人畜毒性低，在生物体和环境中易降解，无慢性毒性，对鱼低毒、使用安全；具有对害虫药效较强、选择性强、作用迅速且在低温（＜15℃）下效力好等特点；增效作用多样。

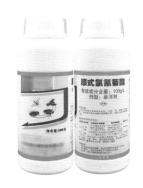

图 1-17　拟除虫菊酯类杀虫剂
（顺式氯氰菊酯）

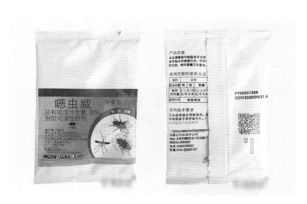

图 1-18　氨基甲酸酯类杀虫剂（噁虫威）

（三）有机磷类

1937 年，德国拜尔公司首先发现具有杀虫活性的有机磷化合物，迄今为止有机磷杀虫剂超过了 30 个品种，如敌敌畏（图 1-19）、敌百虫、毒死蜱、辛硫磷、乙酰甲胺磷、三唑磷、马拉硫磷、倍硫磷、丙溴磷、喹硫磷、杀螟硫磷、双硫磷等。主要作用机制是抑制胆碱酯酶的活性，导致乙酰胆碱积累，影响神经兴奋传导，进而使害虫发生痉挛、麻痹、死亡。有机磷类杀虫剂具有广谱、高效、作用方式多样、易分解等特点，在温度较高时表现出较高的杀虫活力，对鱼类毒性低。此外，卫生害虫对有机磷类杀虫剂的抗性发展缓慢，不同品种间交互抗性不明显。因其合成简单、价格低廉、品种最多，是目前应用最广泛的卫生杀虫剂之一。但是，由于其毒性相对较高，一般不用于室内，主要用于室外卫生害虫的防控和水中蚊幼虫的防控。

（四）有机氯类

有机氯类是发现和应用最早的一类人工合成的有机杀虫剂。1874 年，维也纳化学家欧特马·勤德勒首次合成了滴滴涕（DDT），1939 年瑞士化学家米勒发掘出了该化学物质的杀虫效能。但其化学性质稳定，在自然环境中难以分解；长期大量使用容易造成环境污染，并可在人畜体内的肝脏和脂肪中蓄积，引起慢性中毒和损害。20 世纪 70 年代以来，许多有机氯杀虫剂已逐渐被禁用，取而代之的是有机磷和其他杀虫剂。

（五）新烟碱类杀虫剂

新烟碱类杀虫剂实际上是在烟碱结构研究的基础上，开发、筛选和合成的一类新型杀虫剂。1993 年，为将吡虫啉等源自对天然生物碱结构优化得到的杀虫剂区别于以前的烟碱类杀虫剂，提出了"新烟碱类"概念。其种类多样，包括吡虫啉（图 1-20）、噻虫嗪、啶虫脒、烯啶虫胺、呋虫胺、噻虫啉、噻虫胺、氯噻啉、哌虫啶等。新烟碱类杀虫剂是激动剂，作用于神经后突触烟碱型乙酰胆碱受体（nAChRs），干扰昆虫神经系统的刺激传导，最终导致昆虫麻痹而死亡。

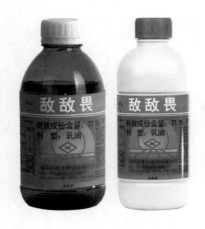

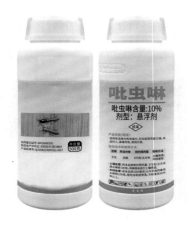

图 1-19 有机磷类杀虫剂（敌敌畏）　　图 1-20　新烟碱类杀虫剂（吡虫啉）

（六）昆虫激素类杀虫剂

昆虫激素类杀虫剂也称为昆虫生长调节剂，较成熟的有两种：保幼激素类和几丁质合成抑制剂。

1. 保幼激素类　1936 年，英国科学家首次证实昆虫的蜕皮和变态受保幼激素调节。1964 年，美国科学家提取了有保幼激素活性的油状物。20 世纪 70 年代，合成了上千种保幼激素，筛选出了一些比天然保幼激素活性更高的化合物。目前，商品化的保幼激素有吡丙醚和烯虫酯。

2. 几丁质合成抑制剂　1972 年，荷兰菲利普 - 道弗尔公司发现，苯甲酰脲类化合物 PH6040 可使昆虫幼虫不能蜕皮而死亡。1974 年，美国汤普森 - 海沃德化学公司进行了进一步开发，于 1976 年在美国登记。几丁质合成抑制剂可阻碍昆虫新表皮的形成，使其蜕皮、化蛹受阻，活动减缓、取食减少，直至死亡。目前，商品化的几丁质合成抑制剂有除虫脲、氟虫脲等。

昆虫激素类杀虫剂是一种特异性的杀虫剂，在使用时不直接杀死昆虫，而是在昆虫个体发育时期阻碍或干扰其正常发育，使昆虫个体生活能力降低、死亡，甚至种群灭绝。昆虫生长调节剂具有对人畜安全、不污染环境、对多数非靶标生物无害或毒性很低的优点，其不足之处是只局限在昆虫一定的发育阶段，作用缓慢。昆虫激素类杀虫剂常用于防控蚊蝇幼虫。

二、驱避剂

驱避剂在传统分类上不属于杀虫剂，其本身不能杀灭卫生害虫，但是能够散发卫生害虫不喜欢的气味，从而避免人被叮咬吸血和骚扰，减少虫媒病的发生。按照来源，驱避剂可分为天然驱避剂和人工合成驱避剂。天然驱避剂一般具有气味清新、低毒或无毒、低残留、易降解、对皮肤不产生灼热感、安全环保等优点，但人工合成驱避剂在驱避活性和持久性方面具有明显优势。常见的天然驱避剂有天然香茅油、椰子油、丁香油等，而常见的人工合成驱避剂有避蚊胺（图 1-21）、驱蚊酯、羟哌酯等。

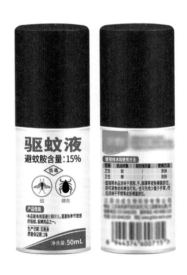

图 1-21　驱避剂

三、引诱剂

引诱剂不具备杀虫能力，但能散发出气味信息，引诱卫生害虫靠近，以便进行防控或调查虫情。引诱剂一般可分为食物诱致剂、性诱致剂、产卵诱致剂 3 类。将引诱剂与胃毒剂混用，制成具有一定形态的、能使卫生害虫取食的毒饵或毒粉，以杀灭卫生害虫，未来值得进一步开发应用。

四、影响杀虫剂应用效果的因素

（一）靶标区域

杀虫剂应该应用于幼虫时期的孳生地及成虫取食和栖息的场所。对于杀虫剂的施用，建筑物内部表面的处理及室外、室内空间处理的技术要求是不同的。进行地面或空间喷洒处理时，靶标区域的大小范围及可接触到的程度、周围植被的分布情况、建筑物的布局，都会对使用的器械设备造成一定的局限和影响。

（二）杀虫剂的种类

选择杀虫剂时，应该考虑以下几方面因素：杀虫剂对害虫的作用效果，尤其是对防控对象和非靶标生物的影响，对人畜的危害、对环境的污染风险、杀虫剂的价格、运输需求、适用器械。考虑价格时，应该计算综合成本，而不仅仅是杀虫剂的价格。

（三）杀虫剂的剂型

首先应选择的是毒性低、环境污染小的杀虫剂。使用液体杀虫剂时要进行稀释或以浓缩剂使用。稀释后进行喷洒的杀虫剂，一般情况下都是以高容量方式使用，喷洒出的雾滴颗粒较大，可以满足对墙面湿润的喷洒要求。另外，浓缩的高浓度杀虫剂可以用来进行非常低容量的细雾、弥雾或气溶胶喷洒，这种喷洒技术称为超低容量（ultra-low volume，ULV）喷洒。ULV冷雾和热烟雾具有同等杀虫效果，但是使用热烟雾时，单位面积用药量大于冷雾ULV喷洒。冷雾ULV喷洒的优点还在于不会形成烟幕，不会对交通造成影响。粉剂颗粒的直径或长轴一般小于25μm，其性质与同等大小的液体雾滴相似。

（四）喷雾器雾滴

喷雾器喷出的雾滴体积是评价喷雾器械性能的一个重要指标。雾滴大小以雾滴颗粒的直径来表示，单位为微米（μm）。根据雾滴的体积中径（volume median diameter，VMD），可以将雾滴分为以下几类，见表1-1。

表1-1　喷雾器雾滴分类

名　称	英文名	体积中径（μm）
微细气雾	fine aerosols	< 25
粗气雾	coarse aerosols	25 ～ 50
薄雾（弥雾）	mists	50 ～ 100
细雾	fine sprays	100 ～ 200
中雾	medium sprays	200 ～ 300
粗雾	coarse sprays	> 300

如果要对飞行昆虫进行杀灭，应利用气溶胶进行空间喷洒：药剂雾滴可以在空中悬浮一段时间，大大增加了药物与昆虫的接触概率。如果需要杀灭静止状态或爬行的昆虫，则需要采用较粗的雾滴进行滞留喷洒。

（五）雾滴颗粒密度

喷雾器的雾滴颗粒密度，即单位面积或单位体积内雾滴颗粒的分布数量，是评价喷雾效果的另一个重要参数。喷雾器雾滴颗粒密度越高，喷雾效果越好。

（六）气象条件

气象条件对于室外条件下的杀虫喷雾影响较大，特别是进行气溶胶喷雾时尤为重要。风速过大会使雾滴飘逸至靶标区域以外，喷雾期间或喷雾之后短时间内下雨会使药物效果减弱，甚至效果全无。理想的气象条件是：风速在 1～5m/s，空气处于紊流状态，此时雾化可以达到理想的表面粒子。当大气温度倒置、地面以上数米高度的空气温度比地面温度高时，雾粒顺风飘逸现象最明显，因此在进行气溶胶喷雾时，应尽量选择清晨和傍晚两个时间段进行。当气温很高时，空气的对流会阻碍气溶胶粒子穿透有害生物的孳生地。气候条件（风、温度、湿度）对室内滞留喷洒的持续效果影响也非常大，这种变化也随着墙壁表面的材质、涂料以及杀虫剂的剂型和成分的不同而不同。

（七）杀虫剂的使用剂量

杀虫剂产品中有效成分含量以浓度表示，而使用剂量以单位面积或单位体积喷洒的杀虫剂成分的含量来表示。使用剂量根据处理靶标区域和场所的不同有所差异，应在使用前仔细阅读产品说明书。

（八）喷药设备

根据杀虫剂剂型和施药的需要选择适合的设备。施药设备种类众多，应根据实际需求来选取能达到最佳效果的设备。从经济学角度讲，应尽量选择雾滴颗粒分布较为集中的设备。对于设备的使用，操作者要掌握操作要领和性能调节方法，以求达到充分发挥设备性能的最佳效果。选择设备时，同样条件下，首先要选择操作简便、使用安全的；其次需要考虑动力来源，是否存在药物泄漏和对环境二次污染的问题。

五、杀虫剂的主要施用技术

杀虫剂的施用技术是病媒生物防控的关键措施。应针对不同的靶标媒介生物及其不同的生活史阶段，选用恰当的杀虫剂施用技术，包括滞留喷洒、空间喷洒、幼虫防控和屏障喷雾等。

（一）滞留喷洒

滞留喷洒是一种重要的杀虫剂施用技术，主要是针对进入室内的卫生害虫。通过该方法喷洒的杀虫剂会附着于室内的墙壁表面，当蚊虫停息于墙面时，由于接触杀虫剂而被杀死。目前，滞留喷洒是世界卫生组织（World Health Organization, WHO）推荐的两种最关键的疟疾防控措施之一；同时，有关利用该技术防控登革热的有效性研究也正在开展。

可用于滞留喷洒的喷雾器包括手动压缩喷雾器和电动常量喷雾器。操作人员应在距离墙面的适当位置，以适当的速度移动喷枪，使喷雾尽可能均匀地附着于墙面。WHO 推荐的室内滞留喷洒杀虫剂剂量为 $30ml/m^2$。

（二）空间喷洒

空间喷洒的目的是防控飞行的卫生害虫。蚊虫在室外活动活跃，空间喷洒是对其进行综合防控的一种重要措施。空间喷洒产生的微细雾滴（VMD < $30\mu m$）能在空中停留足够长的时间，从而与飞虫接触。空间喷洒应当采用低剂量的无残留杀虫剂，避免对传粉昆虫

产生不利影响。

可用于空间喷洒的喷雾器械种类多样，小到能够进行小面积喷雾的气雾罐，大到能够在室外进行操作的大型器械。这些器械包括冷雾和热雾器械，可以手持或安装于卡车上，进行大范围喷雾作业。

在飞机机舱内也可以使用气雾罐进行空间喷洒，该方法与使用喷雾飞机进行空间喷洒不同。

空间喷洒仅对飞行的成虫有作用，对幼虫和蛹无效。杀虫剂的使用剂量低，几乎无残留。在进行室外空间喷洒时，需要在相同区域进行连续喷洒，才能对成蚊形成很好的防控。具体要求为：间隔最多 7 天，至少连续喷洒 3 次。空间喷洒的作业时间应与蚊虫的飞行活动高峰期一致，例如对于按蚊，喷洒时间为傍晚后、黎明前，而对于伊蚊，喷洒时间则为清晨日出后和傍晚日落前。

当用于空间喷洒的杀虫剂具有刺激性气味时，可致停落的蚊虫起飞，从而提高空间喷洒的效率。另一方面，选择在夜间进行喷洒能够避免对传粉昆虫产生不利影响。针对成蚊进行空间喷洒时，使用油剂或水剂进行大面积喷洒最有效，这种方式对于在喷雾区域外羽化后飞入该区域的成蚊同样具有杀灭效果。进行大面积空间喷洒时主要使用车载喷雾器，同时结合背负／手持式器械的使用，后者可以处理车载喷雾器无法覆盖到的区域。

使用热烟雾进行空间喷洒时，应该优先使用专用制剂；如果没有专用制剂，应添加佐剂（如乙二醇）并根据使用说明进行混合，以使雾滴谱更为理想。空间喷洒还会对雄蚊产生影响，不利于其交配。在室外进行空间喷洒时，雾滴无法进入室内，此种情况下应使用手持式烟雾机专门进行室内空间喷洒。

（三）幼虫防控

蚊的幼虫和蛹生活于各种水体中，如池塘、河流、稻田和排水沟等。用于蚊幼防控的杀虫剂选择范围较广，包括液体喷雾剂、颗粒剂、片剂和缓释剂等。可根据幼虫孳生地的位置和类型、水体范围及水面植被的生长情况进行选择。

可以使用各种器械喷洒杀幼剂，包括压缩式、杠杆式及电动喷雾器、机动弥雾喷雾机等，也可以使用颗粒剂施用器械进行集中或广泛的喷撒。对于幼虫孳生地，可以使用热烟雾机；对于湿地或住宅周围的蚊虫孳生容器，以及其他无法进入的有水区域，可以采用机动弥雾喷雾机或车载喷雾器进行超低容量喷洒。

需要注意的是，在进行幼虫防控时，要确保所使用杀幼剂的剂量无误，并且其适合于水处理，尤其是人和动物的饮用水。在喷洒之前和之后需要进行监测，喷洒之前要确定孳生地的位置，喷洒之后应评估幼虫防控措施对该区域的影响。

（四）屏障喷雾

对于房屋附近的植被，尤其当附近存在孳生地时，可以进行滞留喷洒，其目的是在成蚊进入房屋之前、停落于植被上时，将其杀灭。最好使用机动弥雾喷雾机进行喷雾，以便将雾滴喷洒在可能有成蚊停落的树冠和灌木丛中，此措施对雄蚊和雌蚊均有效。

第四节　卫生杀虫器械

卫生杀虫器械是一类专门用于防控卫生害虫的施药器械或工具的总称，简称喷雾器（机）。广义的卫生杀虫器械是指与人类健康有关的、协助卫生害虫防控、拓展人类能力而使用的所有施药器材和工具。狭义的卫生杀虫器械仅指用于控制病媒生物的施药设备。

农林害虫防控发展较早，因此在卫生害虫防控中，长期借用农林害虫防控领域的相关概念。包括化学防控、物理防控、生物防控、遗传防控和法规防控等，以及在卫生害虫防控中长期倡导的综合防控，均来源于农林害虫防控领域。在卫生害虫的综合防控中，化学防控不应作为一种日常防控的主要手段，但其重要性不可替代，特别是对密度剧增的卫生害虫及其传播的传染病进行应急防控时。在化学防控中需要使用特定的工具和设备进行药物施用，各种类型的施药器械也由此产生。

卫生杀虫器械源于农林植保器械，但两类工具的特点和用途有所不同。农林植保器械主要用于对农林害虫的控制，施药的场所主要是大田、广阔的地面、森林等，施药大多采用高容量的喷洒方法，药物和器械相对简单粗放，用法单一；对喷雾、撒粉等器械的要求不高；药剂剂型大多为液体浓缩剂，少数为固体粉剂，剂型单一；控制对象均为植食性的昆虫，防控对象较为单一；施药作业受温度、湿度、风速等环境因素影响较大。因此，农林植保器械大多精度不高，制造较为粗放。而卫生杀虫器械则不同，由于杀虫药物和剂型多样，施药作业环境复杂，靶标害虫类种类多，因此器械的类型多、要求高，结构更加精细，外观更加美观，并且常是多种施药器械组合配套使用。农林植保器械和卫生杀虫器械的共性及区别见表 1-2。

表 1-2　农林植保器械和卫生杀虫器械的共性及区别

项目	农林植保器械	卫生杀虫器械
目的	植物保护，增加经济作物产量	防控疾病，提高人类健康水平和生活质量
对象	农业、森林、仓库等害虫	卫生害虫
施药方法	粗放、面积大、较单一	环境复杂、施药方法多样
技术要求	一般	较高
药物要求	中毒，甚至高毒	低毒，甚至无毒
环境要求	减少、禁止农药残留	对环境、物品、人员无害；滞留喷洒时，需要药物残留一定时间
对人体危害	间接	间接或直接

一、卫生杀虫器械的特征

卫生杀虫器械与不同类型的杀虫剂配合，类似于子弹、炮弹和各种兵器的完整组合系统，具有其独特的性能和用途，不同器械可以互为补充但不能相互取代。卫生杀虫器械已形成一个专业系统，在卫生防疫、抗震救灾、健康防护中发挥着不可替代的重要作用。

卫生杀虫器械与卫生杀虫剂之间存在着相互依存、相互补益、相互制约的关系，同时卫生杀虫器械效用的发挥也需要正确的器械操作技术。因此，要使化学防控措施达到理想的效果，依赖于药剂、器械、靶标和使用者4个方面相互关系的协调与统一。卫生杀虫器械的特征表现在器械的整体性、综合性、目的性和实用性4个方面。

（一）器械本身的整体性

一种卫生杀虫药剂和一种施药器械配合，组成了一个新的施药单元，此单元在静止时不会产生任何功能性作用，但在运行状态下，则可完成其功效。例如，家庭所用电热灭蚊器，本身由电热器和药片组成，加热器的温度高低会影响药片内有效成分的挥发快慢：加热器温度过高，则药物很快挥发，短时间内室内药物浓度过高，不符合设计所要求的时间，同时，药物挥发过快会导致电热灭蚊器在蚊虫活动高峰时无法发挥作用；加热器温度过低，则药物挥发过慢，导致房间中的药物浓度过低，也无法发挥灭蚊作用。因此，影响电热灭蚊措施效果的不仅是蚊香片的成分和剂量，加热器的温度和稳定性同样也是关键因素。又如，常用的杀虫剂气雾剂包括密封罐体、药剂、抛射剂和喷嘴4个主要部分，任何一个部分的质量都会影响最终的杀虫效果。

（二）器械系统的综合性

卫生杀虫器械新产品的出现是多种学科、专业、行业和部门综合努力的结果。对于优秀的卫生杀虫器械，从设计到最终形成产品，需要涉及机械动力学、物理学、机械工艺学、化学、电学、动物学、生态学、行为学、气象学、药学、材料学、工业设计等许多专业学科知识。使用者要得心应手地运行器械系统，需要了解和掌握其制造原理。

例如：一台电动喷雾器从功能上分为动力部分和雾化部分，动力部分包括电机、风机、压力泵等，雾化部分包括雾化器、药箱、输液管等，各部件的制造必须根据实际应用来指定标准和原材料。各部件又通过连接轴、线路、管道、螺丝、垫圈开关、外壳等有机地连接成一个整体。另外，各种喷雾器（机）的设计制造还要考虑携带方便、操作简单、维护保养容易等因素。施药器械的使用还要考虑与药物的配套，如：高速电动超低容量喷雾器在使用时需选择高浓度的液体剂型，而对于滞留喷洒则不能使用超低容量喷雾器；如果使用可湿性粉剂，应选择常量喷雾器；热烟雾机必须使用烟雾剂。诸如此类的问题都体现了器械系统的综合性特点。

（三）器械的目的性

卫生杀虫器械的研制目的单一性较强，这是因为卫生害虫的种类多，生态习性差异大。例如：同样是烟雾机，应用于地下管井、密闭空间灭蟑螂的烟雾机，与灭蚊的烟枪、灭白蚁的小型烟雾机在结构上有明显差别。因此，器械的研制也具有针对性和特异性。压缩式喷雾器多用于室内小范围区域的滞留喷洒，目的是杀灭爬行昆虫或停落于墙壁上的蚊虫。因而，一种卫生杀虫器械不可能是万能的，而应根据药物的种类、剂型、防控对象和其他适合的器械组成理想的药械系统，以达到有效防控卫生害虫的目的。

（四）器械的实用性

卫生杀虫器械设计和制造的最终目的是为使用者提供有效的卫生害虫防控工具，实用性是其本质特征之一。卫生杀虫器械的使用者基本上都是基层人员，其技术水平有限，因此，卫生杀虫器械需要与社会生产力水平、经济发展水平和技术能力等相结合，并非价格昂贵、性能最优、技术最先进的器械就是最好的。例如，某器械需要使用 380V 电源或不易取得的燃料，或者配件不容易购买且难以维修，这些因素会极大限制该器械的使用。实用性能够体现一种卫生杀虫器械的效益和价值，"简单够用"的器械就是最好的器械。

二、卫生杀虫器械的型号命名探讨

卫生杀虫器械的名称比较混乱，目前没有相关规范。卫生杀虫器械最早来源于农业杀虫器械，而后者的命名在国家标准《农机具产品型号编制规则》（JB/T 8574—2013）中已有说明，笔者在上述农机具产品相关农用喷雾器（机）型号编制规则的基础上，提出了卫生杀虫器械的型号编制规则，供读者参考。

完整的卫生杀虫器械（喷雾器械）型号的命名规则可以概括为："携带方式＋动力＋雾粒＋容积＋名称"。

携带方式：手提式、背负式、肩负式、车载式、手推车式、飞行器等。

动力：手动、机动、电动等。

雾粒（按照表 1–1 分类）：常量、弥雾、超低容量等；或者热雾、冷雾等。

容积：根据药箱的容积确定，如 8L、10L、12L 等。

名称：喷雾器、喷雾机。

三、我国卫生杀虫器械的发展历程

（一）卫生杀虫器械的发展概况

施药器械、卫生杀虫剂、防控对象和使用者是相互制约的共同体，防控对象随环境和时间的不同，其孳生和栖息地有何特点，对杀虫剂的敏感性是否降低，在研制新型卫生杀虫剂和器械的过程中，使用者应掌握前三者的动态变化，寻找最佳途径，掌握最新技术，了解卫生害虫的行为习性和对杀虫剂的抗药性水平，合理选择器械、药剂和施药方法，以达到最佳配合，才能有效防控卫生害虫。

我国从 20 世纪 70 年代开始，以军事医学科学院微生物流行病研究所朱成璞研究员带领的卫生杀虫器械小组为代表，开始了国内卫生杀虫器械的研发工作。到 20 世纪 90 年代末，逐步形成了地面与空中联合，大中小型喷雾系列器械，冷雾与热雾结合，手动与机动并举，高容量、低容量、超低容量相互补充的局面。

1973 年 9 月，朱成璞研究员负责组织超低容量喷雾灭蚊技术研究的协作组，参加单位有原一机部机械化研究院农机研究所、原北京市怀柔农机厂等单位，研制了东方红 18 型背负式喷雾喷粉机，并配备超低容量雾化器；1974 年，又开展了飞机超低容量喷雾装置的研究。1978 年 12 月，在无锡成立了媒介生物学及控制分会的"卫生杀虫器械学组"。1986—1990

年开展了三大类研究课题：新型杀虫喷雾器的研制及应用研究、卫生杀虫剂及其制剂的研制与应用性研究、杀虫药剂与器械的配套应用研究，并取得了较好的研究成果，如 WS-1 型手提超低容量喷雾机，83-1 型、86-1 型车载式超低容量喷雾机，WS-1、2、3 型杀虫涂料、粉剂、膜剂。并且，初步提出了卫生杀虫器械学的概念。

从 20 世纪 70 年代开始，建立并逐渐发展成一支卫生杀虫器械相关的科研与生产应用密切结合的庞大队伍，从药物、器械、应用 3 个小组发展到 11 个研究组，人员逐年壮大。1982 年在扬州召开了第一届学术研讨会，创刊了《中华卫生杀虫药械》，研讨会逐年举办，规模逐渐增大。

（二）卫生杀虫药剂与器械配合理论的发展

1. 朱氏理论　杀虫器械、杀虫药剂、施药方法类似于枪、子弹、靶标的"三位一体"关系（朱成璞，1985 年）。

2. 杨氏理论　人（操作者）、杀虫器械、杀虫药剂、防控对象，喻为：人—枪械—子弹—靶标的"四位一体"，其中最关键的是"持枪"的人，施用药物杀虫时，就像"老鹰抓兔子"一样，是动态过程（杨振洲，1995 年）。

四、卫生杀虫器械的发展趋势

随着加工和制造业的不断发展，卫生杀虫器械在经典理论和技术的基础上，在高效、经济、实用、精细和微量等方面有了长足的进步，在工艺和质量上已经是焕然一新。

喷雾技术层出不穷，包括低容量喷雾、超低容量喷雾、控滴喷雾、精密喷洒、静电喷雾和自动喷雾等。雾化装置也发展多样，如转笼式、转盘式、双流体喷嘴、静电雾喷嘴、超声波喷嘴等。热烟雾机也从最初的单一脉冲式，衍生出气力雾化、热力雾化；超低容量喷雾技术研发从压力雾化到离心雾化、超声雾化和静电雾化等，使得雾滴直径更小，粒谱更加均匀，一般可以控制在 70μm 以下，甚至 5～50μm，或者超微粒子。传统的喷嘴多以液压雾化为主，目前逐渐出现切向进液式喷嘴、旋水芯锥形雾喷嘴、扇形雾喷嘴、实心雾喷嘴、线装喷嘴等。

随着人工智能的快速发展，将其应用于施药器械的研制，使卫生杀虫器械向自动化、无线化、无人化方向发展；用于立体防控的空中喷洒，也出现了无人驾驶的远程遥控装置和小型飞行器，能够进行自动喷药，快速完成既定任务。

第二章

喷雾器械的结构组成

喷雾器械的整体和各个组件，其设计和制造均需要遵循一定的规范和标准，本章就世界卫生组织（WHO）关于喷雾器械的一般要求和具体的结构组成，包括喷嘴、压力调节装置、液体泵、压缩机和风机，以及药液箱等逐一进行详细介绍。

第一节　一般要求

本节介绍对于媒介生物控制中使用的所有杀虫剂施用器械结构组成的一般要求。除此之外，对于器械的某些部件还有特定的标准和测试流程。对于杀虫器械的测试，各国采取的方法有所差异。

在压力测试过程中，操作人员必须采取安全防护措施。在测试药效时，必须在符合国家标准的药效测定实验室内进行。对于喷雾器的雾化性能测试，如果条件允许，应尽可能使用与杀虫剂制剂特性相似的惰性材料替代杀虫剂。

一、材料和设计

用于制造卫生杀虫器械的材料必须具有耐腐蚀和化学制剂的性能，在保质期内不得发生损坏，也不能影响设备的正常运行。对于使用液体制剂的超低容量喷雾器械来说，这一点尤为重要。器械中使用的所有密封垫和垫片，须具备良好的密封性。器械使用说明书应清楚地告知用户，该器械在使用后的清洁步骤、存储方法及维护保养的注意事项。

喷雾器械的各项指标测试方法参考附录1。设备中的密封垫或垫圈材料接触杀虫剂后，如果其重量比其原始重量增加5%以上，通常表明这些材料可能存在问题。

在喷雾器的设计上，其外表面不能有导致药液滞留的结构。喷雾器放在地面上时，应该保持平衡和稳定；无论药液箱中有多少药液，喷雾器都应能够在最大角度为8.5°的斜坡上直立不倒。喷雾器应有一个手柄，方便在不使用时携行。

器械的所有组装配件不得有锋利的边缘或突起，以免在正常操作过程中对喷雾作业人员造成伤害。

二、重量和渗漏

喷雾器的最大重量不得超过国家卫生和安全法规规定的重量。在没有国家规定的情况下，手提或背负式器械装满药液时，背负式器械的重量不应超过 25kg，手提式器械的重量不应超过 20kg。车载式设备在未添加药液的情况下，其重量不应超过 250kg；在没有合适的起重机械的情况下，应该能够由至多 4 人将其抬起。

媒介生物控制中使用的所有喷雾器，均应确保不会发生杀虫剂泄漏的现象。检查方法如下：对于使用液压喷嘴的喷雾器，向药液箱中加水至规定的最高水位，水中添加适合的 0.1 % 非离子表面活性剂及可视性染色剂；检查药液箱外部是否有液体泄漏，如果一次看不清，可用干抹布擦去水渍，继续观察；将喷雾器在干净的塑料板上放置 1 小时后，检查塑料板和喷雾器表面是否有渗漏。在规定的最大压力下，对软管和启动阀进行重复测试，检查喷雾器药液箱和喷嘴之间是否有渗漏，之后将喷雾器水平放置，喷雾管朝下重复该测试。

三、药液箱 / 燃油箱

（一）容积

手提或背负式喷雾器的药液箱 / 燃油箱大小取决于作业人员能够手提或背负的最大重量。对于机动式喷雾机，药液箱 / 燃油箱的大小与发动机在正常工作要求下的运行时长有关。喷雾器药液箱 / 燃油箱的结构设计应能使其内残存的液体 / 油料完全排出。喷雾器药液箱及药液输送系统不得渗漏药液，例如，当关闭流量控制阀时，阀门、软管或喷嘴不得有液体流出。

（二）标识

喷雾器出厂时，应该有液位标识，对于容量不超过 10L 的药液箱，应以 1L 为单位对容量进行标记；对于容量更大的药液箱，应以 5L 为单位进行标记。

此外，还应标明药液箱内药液的最高容许液位。对于金属材质的药液箱，由于无法看到箱体内药液的液位，生产厂家应安装一种装置，使操作人员在添加药液时能够看到药液何时达到指定液位；或者可以在药液箱上安装某种液位计。

（三）加注口与滤网

药液箱加注口的直径应不小于 90mm，以便能够使药液箱快速装满，且不会溢出或产生飞溅。药液箱加注口应装有滤网（图 2-1），滤网要足够深，以避免产生飞溅。如果使用可溶性的药剂包装，则应保证加注口的大小能够容纳下一个密封水溶性小袋（其内装有杀虫剂），其剂量为配制一箱药液所需的剂量。将密封水溶性小袋杀虫剂直接装入喷雾器药液箱，可以避免药液配制人员与袋中高浓度杀虫剂制剂的直接接触。

若药液箱加注口的直径＜ 90mm，则应使用具有过滤功能的漏斗或封闭式药液输送系统。对于背负式喷雾器，加注口应与泵体分开，以避免每次重新添加药液时都必须先拆卸泵体。

（四）喷雾器药液箱的排空

使用喷雾器完成作业后，再次使用或将其收纳之前，应清洗药液箱。药液箱的设计应保证其内药液能够排净，以便存放。

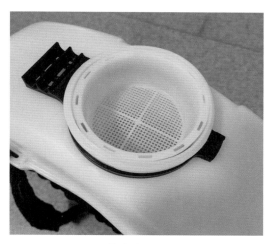

图 2-1　药液箱加注口的滤网

四、手提／背负式喷雾器

（一）背带

手提／背负式喷雾器应配有一根（手提式）或两根（背负式）背带。杠杆式喷雾器可以配有腰带，在打气时能够减少药液箱的晃动（图 2-2）。

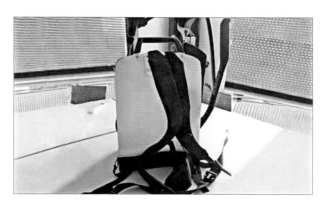

图 2-2　配有背带和腰带的背负杠杆式喷雾器

背带的宽度应足够宽，避免其对操作人员的肩部造成不适。如果使用单肩背带，如储压式喷雾器，其最小宽度为 50mm；如果使用双肩背带，宽度应为 50mm ± 5mm。背带的长度应可调节。背带及其配件必须通过耐久性或跌落测试。背带所用材料应尽量不具备吸水性（测试方法见附录 1 第五项：背带的跌落测试）。

（二）软管

软管所能承受的压力应为喷雾器工作时杀虫剂液体或空气最大压力的 2 倍。软管不得扭结（放平），以防止药液随意流动。

软管与喷雾器的连接必须可由作业人员进行更换。如果软管损坏，则可以切去其渗漏部分，并重新安装软管，前提是剪裁后的软管长度不影响正常使用。

五、雾滴谱

对于喷雾雾滴谱（或称粒谱）的要求，取决于所需的喷雾类型。传统的雾滴谱测量系统是在涂有氧化镁的载玻片上收集液滴后，在显微镜下进行测量，如今取而代之的是激光系统，即激光粒谱仪。通过现代测试手段可以快速确定刚喷出的雾滴大小。由于不同激光系统的测量结果可能会有所不同，因此，应对照标准参考喷嘴的雾滴谱，对所得测量数据进行检查。

需要特别指出的是，传统的显微镜粒谱测定法，对一次喷雾的粒谱是连续的，而激光粒谱仪每次仅测定喷雾轴上一定距离上的一个截面，除非在一次测定中使用多台激光粒谱仪，且放置在不同距离的截面上。

在空间喷雾中，体积中径（VMD）应小于 $30\mu m$，这样才能使雾滴在空间停留更久的时间（图 2-3）。理想情况下，对于大多数媒介生物，雾滴 VMD 范围为 $10 \sim 15\mu m$ 时，能够达到在空气中的最佳悬浮状态。测量雾滴大小时，如果所有其他条件一致，分别使用水进行喷雾和使用在无味煤油中稀释后的杀虫剂进行喷雾，前者测量所得的 VMD 要大于后者，这是因为油剂的比重小于水的缘故。

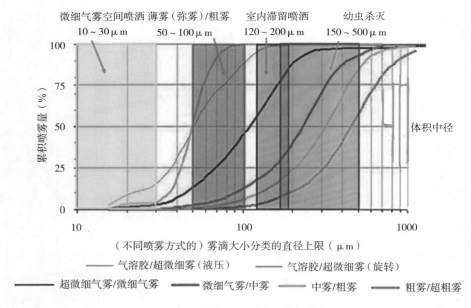

图 2-3　雾滴谱的测试结果示意图

对墙面进行滞留喷洒时，在喷嘴的工作压力一定的情况下，小于 $30\mu m$ 的雾滴的体积百分比应小于 5 %，以尽量降低操作者吸入微小雾滴的风险。

对水面喷洒杀幼剂时，水性喷雾雾滴的平均直径应大于 $200\mu m$，以确保雾滴能够快速沉降；当存在水面植被时，推荐使用颗粒剂。对于较大区域内的幼虫孳生地，使用微小雾滴进行喷洒可以取得较为理想的效果，例如，使用所喷雾滴 VMD 为 50 ～ 100μm 的弥雾机进行喷洒。

对房屋周围的植被施用杀虫剂以建立其"屏障"区域时，弥雾机喷出雾滴的理想 VMD 为 50 ～ 100μm，这样可以尽量减少气流中较大雾滴的快速沉降。喷雾器喷嘴喷出的雾滴特性取决于喷雾器的设计，也和喷洒方式及喷嘴的安装方法有关。

六、噪声

喷雾器械由汽油发动机及其他机动装置提供动力时，都会产生噪声。作业时，如果在作业人员耳边测得的噪声超过 85dB，生产厂家应提供护耳装置；作业人员应在操作过程中使用耳塞护耳。生产厂家应在喷雾器械表面永久标明使用护耳装置的要求，在说明书中也应包含相应说明。

即使是在车辆驾驶室内控制车载式喷雾器械进行作业，仍然有必要测量车门关闭后驾驶室外的噪声。此举的目的是保护车辆附近的人员安全，例如手持喷枪的作业人员、路过行人或驻足观看者。

所使用的声级计应符合国家标准的要求。

七、标识、用户手册和现场使用

（一）标识

喷雾器械必须有明显的标识，包括生产厂家的名称、联系方式、器械类型、制造日期、序列号，以及影响器械日常使用的关键部件位置的详细信息。指示"开 / 关"位置的阀门或开关的位置、喷嘴或限流器的尺寸，以及任何其他控件的位置，都必须清晰可见。必须清楚标明药液箱中可以使用的液体类型。喷雾器械上的标识对操作人员应清晰可见，不得因接触杀虫剂制剂或溶剂而变得模糊或难以辨认。

（二）用户手册

杀虫器械必须有清晰、易理解且带插图的用户手册，详细说明该器械的操作方法，包括校准方法、安全预防措施和维护方法步骤，以及日常维护所需的必要备件。生产厂家所提供的用户手册应使用喷雾器械所在销售国家 / 地区认可的商业化语言编写。

1. 用户手册应包括的方法步骤

（1）组装方法。

（2）所有可更换部件的识别方法，包括"分解"图。

（3）设置和校准方法。

（4）用于测量雾滴谱的测试方法。

（5）杀虫剂的施用方法。

（6）尽量减少处理稀释后杀虫剂的方法。

（7）须清洁部件的清洁和妥善处置方法。

（8）日常维护和储存方法（在日常喷雾作业中，喷出的雾滴腐蚀喷嘴而导致喷嘴输出量的增加大于 10％ 时，需要更换喷嘴）。

（9）安全、准确的现场使用方法。

（10）喷雾器械中压力的安全释放方法，包括使用流量控制阀时喷枪中的压力。

2. 用户手册应提供下列信息

（1）如何安全处理未稀释的杀虫剂、混匀杀虫剂并注入药液箱。

（2）如何处理剩余的药液和杀虫剂空瓶。

（3）如何选择喷嘴尺寸及类型、流量、喷雾质量和作业压力。

（4）如何尽量降低操作人员的危险、减少杀虫剂对环境造成的污染。

（三）现场使用

杀虫器械的操作人员应在喷雾器械使用记录卡上记录其使用情况，内容包括以下方面。

（1）器械类型、生产厂家和型号。

（2）该喷雾器械的序列号。

（3）首次使用日期。

（4）每次校准的结果（以确定流量）。

（5）每日喷雾次数。

（6）在喷雾作业中遇到的问题，如药液溢出、喷嘴堵塞等。

（7）保养日期。

（8）所需备件及其使用日期。

注意：对于新型、新品牌的喷雾器械，在进行实验室测试之后，还需要进行现场评估。

第二节　结构组成

杀虫器械的喷雾系统由一个或多个喷嘴、药液箱、压缩液体泵、辅助部件、压力控制阀门、药液高压管道和开关等部分组成。

一、喷嘴

按照雾化能量的形式对喷嘴进行分类。

（一）水压能喷嘴

水压能喷嘴（hydraulic energy nozzle）通常按照所喷出雾的形状进行描述，它们的共同点是，液体都是通过压力从一个小孔喷出。当然，喷撒固体颗粒除外。

液体从小孔喷出后，形成雾幕，雾幕进一步被破碎为雾滴。

喷雾器产生的雾滴粒谱范围较大，有效的雾粒大小取决于雾滴是否在雾幕的方向上。压力低，雾粒就大，从小孔喷出的雾粒的体积中径（VMD）和喷嘴尖端的设计有关，但在相同条件下，随着压力的升高，雾粒随之变小。

通过小孔的液体流量和压力的平方根相关。因此，当喷射比率不正确时，应该调整喷嘴以避免雾粒大小和喷射角度发生改变，而不是去调节压力。当喷嘴里有沙子或其他固体颗粒堵塞时，喷雾压力会立即升高。

为避免药物浪费，药液的输出量、喷嘴要定期检查，及时更换。如果使用的杀虫剂质量不过关，通常会对喷嘴造成腐蚀。在水压喷雾系统中，喷雾孔非常小，应仔细过滤药液后再进行喷雾，否则将堵塞喷雾孔。喷嘴后方要安装一个大小合适的过滤器或滤网。

（二）扇形喷嘴

对物体表面进行喷洒时，通常情况下使用扇形喷嘴（fan nozzle）完成。

喷嘴上有一个小孔，呈椭圆形或扁豆状。药液通过一个狭窄的孔洞，形成一个向内切轴方向的曲线，压入喷嘴孔；在小孔后面，水流立即变窄。在压力一定的情况下，小孔的大小决定了药液的喷射量（图2-4）。

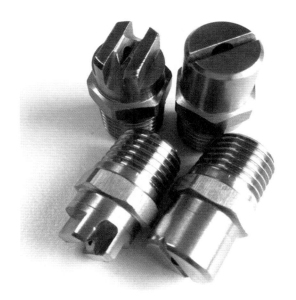

图2-4 扇形喷嘴

扇形喷嘴喷出的雾滴沉积时，标准的轨迹为两边少、中间多；因此，如果要在喷雾时获得均匀的雾滴沉积，就需要在喷洒时尽可能地使喷幅重叠（图2-5）。新设计的"均速喷洒"扇形喷嘴，用以克服扇形喷雾两边不均的现象。但是在进行大面积喷洒时，须注意避免扇形喷嘴喷幅过多重叠的现象。

使用扇形喷嘴进行室内墙壁喷洒时，喷嘴与墙面保持80°，压力为300kPa，药液流量为0.76L/min。如果压力降低，喷洒的角度随之变小，喷出的雾粒也相应变大。相反，如果压力太高，喷出的雾滴中细小雾粒的数量就会增加，对于室内喷雾的情况，操作人员的药液吸入风险就会升高。最好在喷雾器上安装一个压力调节阀，以保持恒定的压力。只要喷嘴和墙面保持适当距离（一般为45cm），扇形喷嘴每次喷出的喷幅和邻近的喷幅就可以很好地重叠，连续喷洒就会形成均匀的药液面。如果喷嘴和墙面之间的角度很小，则必须增加喷幅的次数，才能完全覆盖墙面。在压力一定的情况下，喷嘴角度越大，所产生的雾粒越小。

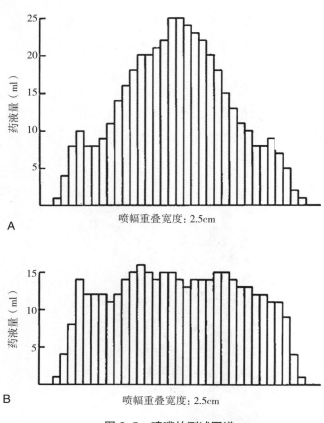

喷幅重叠宽度：2.5cm

A

喷幅重叠宽度：2.5cm

B

图 2-5　喷嘴的测试图谱
A. 标准扇形喷嘴；B. 均匀喷雾扇形喷嘴

（三）变流喷嘴

变流喷嘴（deflector nozzle）也叫撞击式喷嘴（图 2-6）。变流喷嘴有时可以取代扇形喷嘴。变流喷嘴有一个圆形的小孔，液体形成的水柱从这个小孔喷出，然后碰撞在小孔前面的一个截面上，使水柱发生偏转和破裂而形成雾粒。变流喷嘴使用的压力较低，一般小于 200kPa，当流量最小时，雾滴颗粒最大。该喷嘴主要在农业上用于喷洒除草剂，也可以在媒介昆虫控制中喷洒杀幼虫剂。

该类喷嘴种类很多，可以根据要求更换不同旋转角度和不同流量的喷嘴。需要注意的是，可以旋转 360° 的喷嘴不适合在媒介生物控制中应用。

（四）锥形喷嘴

锥形喷嘴（cone nozzle）也叫涡流喷嘴（swirl nozzle）。对于该类型的喷嘴，水流以切线速度通过圆形小孔，形成锥形分布的雾粒。在喷嘴里有一个涡流室，其中有一个涡流盘，涡流板上有与轴心切线方向形成的螺旋状裂缝，水流通过这些螺旋状裂缝喷出，形成锥形雾状。如果涡流盘中心是空心的，则形成的雾为实心圆状；如果涡流盘中心是实心的，则形成的雾为空心圆状。通过改变涡流盘和喷射孔的大小，可以得到不同流量和喷雾角度的喷嘴。此外，有一种可变式锥形喷嘴，可通过调节涡流盘和喷射孔之间的距离而实现。这种情况下，喷嘴的变化需要一个特殊的调节杆，以便于操作者不接触喷头就可以进行调节。

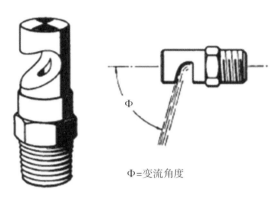

Φ=变流角度

图 2-6　变流喷嘴

锥形喷嘴广泛应用于控制采采蝇的滞留喷洒方法中。在进行喷雾时，针对需要处理的植物树干或树枝，选择好喷洒角度，然后调节喷嘴和处理表面的距离，使喷出的雾粒正好覆盖树干和树枝。在对采采蝇的停息场所进行喷洒时，调整喷嘴和处理表面约成 60°，此时的喷雾效果较为理想。锥形喷嘴还可以用于喷洒杀幼剂。

（五）线形喷嘴

从喷雾器喷嘴射出的水流成一条线，这类喷嘴称之为线形喷嘴（solid-stream nozzle）。线形喷嘴已经在灭软体动物作业中用于喷洒灭螺剂，该喷嘴可以将杀虫剂射入缝隙和建筑（如房屋）的墙缝、裂隙等有昆虫隐藏的地方。线形喷嘴和锥形喷嘴的结构相似，但是没有涡流盘。

（六）气雾罐喷嘴

气溶胶喷雾用于室内空间，通过间歇式地喷洒少量杀虫剂，为飞行器内媒介昆虫的杀灭提供了便利的方法。杀虫剂通常与一种溶剂或压缩气体推进剂一起被压缩在以轻质金属材料制作的耐压罐体当中。过去常用氟碳化合物作为推进剂，氯氟碳的使用非常广泛，但这种化合物会破坏大气中的臭氧层，因而建议停止使用。现在常用二氧化碳、丁烷和其他化合物作为推进剂。

气雾罐喷嘴（pressure-pack nozzle）的结构包括塑料阀门和喷嘴，二者一起被密封在罐体的顶部，外加一个保护盖。当阀门开启时（图 2-7），罐内推进剂将药液从罐内细管的底部压缩至喷嘴的小孔后喷射出来，推进剂和溶剂蒸发形成气溶胶（图 2-8）。将流量计与不同类型的喷嘴配合使用，就可以达到定量喷雾的目的（图 2-9）。气雾罐的改进包括阀门、喷射时的压力恒定、罐内推进剂和溶剂的二元（隔离）包装。

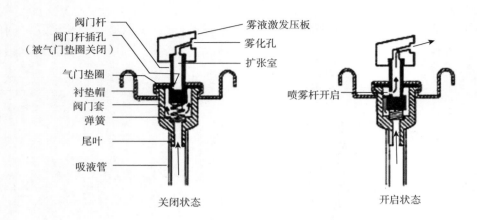

阀门杆

阀门杆插孔
（被气门垫圈关闭）

气门垫圈

衬垫帽

阀门套

弹簧

尾叶

吸液管

雾液激发压板

雾化孔

扩张室

喷雾杆开启

关闭状态

开启状态

图 2-7 喷雾阀门关闭和开启状态下的结构

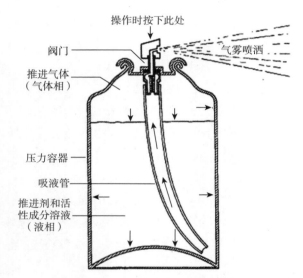

操作时按下此处

阀门

推进气体
（气体相）

压力容器

吸液管

推进剂和活
性成分溶液
（液相）

气雾喷洒

图 2-8 气雾压力容器结构截面

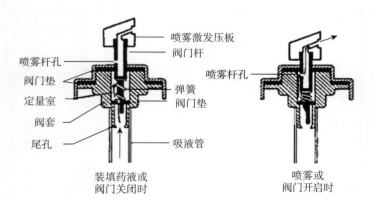

喷雾激发压板

阀门杆

喷雾杆孔

阀门垫

定量室

阀套

尾孔

弹簧

阀门垫

喷雾杆孔

吸液管

装填药液或
阀门关闭时

喷雾或
阀门开启时

图 2-9 开启和关闭的定量阀门

（七）离心喷嘴

离心喷嘴（centrifugal energy nozzle）产生的雾粒有细雾和弥雾，主要应用在媒介昆虫的成虫控制中。如果转速非常高，旋转面上单位面积内的流量降低，离心喷嘴就可以产生气溶胶粒子。旋转速度降低，雾粒变大，离心喷嘴则可以用于滞留喷洒。

离心喷嘴的原理是：喷头的旋转产生离心力，液体在离心力的作用下克服液体表面张力，从一个旋转的湿润表面甩出而形成雾滴。离心喷嘴的转速和雾滴大小成反比，旋转速度增加，雾滴体积变小。在一定的转速下，液体流量影响雾滴的大小：在流量非常低的时候，液体形成单独的粒子；但流量较高时，液体则成为线状，在一定的旋转速度下可以形成小的粒子。进一步增加流量时，液体的线状厚度会增加，形成更大的粒子。适当调节离心喷嘴后，其喷出雾粒的粒谱要比水压能喷嘴的粒谱更窄。因此，当媒介控制中需要控制雾粒大小时，常选择离心喷嘴。

在使用离心喷嘴时不应随意增加流量，且流量的增加不得超过喷嘴的极限；否则，水流将形成柱状，喷出的雾滴就和水压能喷嘴喷出的一样。如果将离心喷嘴安装在反气流中（例如飞行器上），那么反向气流同样会影响雾粒的大小。

（八）喷嘴涡流盘

喷嘴涡流盘（spinning disc）是一个成盘状或杯状的塑料部件，表面有许多凹槽，延伸到盘的边缘，起一个水流定向作用。液体在凹槽的引导下，向圆盘边沿流动，涡流盘的边缘呈锯齿状，能够进一步促进水流分散成雾粒（图2-10）。对于离心喷嘴，可以在电机轴上安装多个涡流盘，电机的转速可以通过控制电压来调节。有些涡流盘安装在一个空心轴上，药物由空心轴流出，气流的动力来源为风扇或螺旋桨。

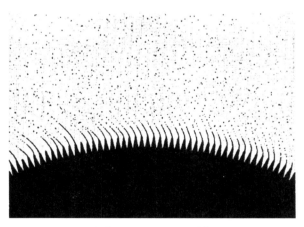

图2-10　喷嘴涡流盘显示从凹槽产生的雾滴

当涡流盘被部分遮盖，就会产生空心锥形喷雾模式。在低转速情况下，可以喷出较大粒子的雾滴，因而可以用于杀幼剂的喷洒。

（九）涡流圆筒喷嘴

涡流圆筒用于大面积控制媒介昆虫成虫时大流量的杀虫剂喷雾。涡流圆筒通常由金属网或多孔透水材料制成，比单个涡流盘有更大的表面积。涡流圆筒喷嘴的喷药量范围广，可以使用风车或发动机作为动力来源。涡流圆筒喷嘴被广泛用于飞机喷洒，特别是高速旋转时气溶胶的产生。涡流圆筒及其驱动发动机也可以安装在汽车上，利用风机将雾粒吹送至一定的距离。

（十）气流喷嘴

气流喷嘴（gaseous energy nozzle）的原理是液体经过喷嘴，被气流剪切而形成雾状喷出。液体在一个表面上遇到气流时，其均匀分散的程度取决于雾滴的大小。气流喷嘴可以产生气溶胶粒子，以此进行成虫的控制。气流喷嘴也能够喷出较大的粒子，以弥雾形式，将雾粒附着在表面形成滞留喷洒。但这种情况不太容易达到，因为一般很难在气流中将喷雾对准需要喷洒的表面。

（十一）低压 – 高流量空气剪切喷嘴

低压 – 高流量空气剪切喷嘴（low-pressure, high-volume air shear nozzle）使用手动空气泵，将空气经一个狭窄的管道喷出，可以将药液从一个小容器里带到管道喷出的空气中，进而使其破碎成为很小的颗粒（图 2-11）。

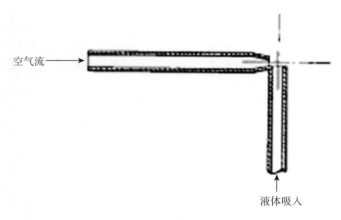

图 2-11　空气外切喷嘴

背负式弥雾机就是将液体送到喷雾机的风道气流中，风道中有一根管道（图 2-12），和鼓风机相连接。输送液体的压力较低。通过液体的气流需要保持一致，否则喷出的雾滴粒谱会很广。

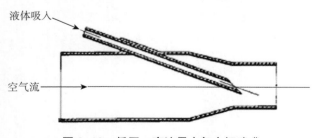

图 2-12　低压 – 高流量空气内切喷嘴

（十二）旋切式喷嘴

旋切式喷嘴（vortical nozzle）中，来自于空气压缩机或鼓风机的低压气流（15 ~ 35kPa）被引导至一系列固定的叶片上，形成旋转运动或者涡流，这种情况下气流的速度加快，增大了其对液体的剪切作用（图 2-13）。

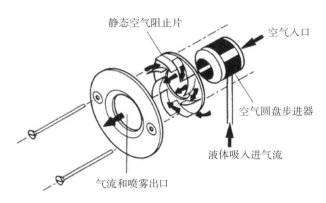

图 2-13 旋切式喷嘴

当气体流量在 0.6 ~ 6m³/min 范围内，液体流量和气体流量成正比，所产生气溶胶粒子的 VMD 通常小于 25μm。常使用马拉硫磷（具有一定黏度）对这种喷嘴进行评价。

旋切式喷嘴具有很大的喷孔，因而很少被堵塞。这种喷嘴喷出的雾粒不会影响人群视线，从而避免发生交通事故，所以，旋切式喷嘴在城市中常用于蚊虫控制。这种喷嘴还可以减少液体药物的携带和运输，大大降低了控制成本。

（十三）高压 - 低流量空气旋切喷嘴

高压 - 低流量空气旋切喷嘴（high-pressure, low-volume air shear nozzle）的原理是空气通过一个环形空间，空间的中心有一中空管，管的顶端有一喷孔，液体从中心孔中喷出（图 2-14）。气流从环形空间的喷孔喷出时，外孔和中心孔之间形成负压，将内孔中的液体一起喷出，形成非常细小的气溶胶粒子。由于中心孔孔眼很小，极易被制剂中的杂质堵塞，因此这一点不如旋切式喷嘴。空气来自于压缩机，压缩机有一个耐压的储气容器。这些部件都需要进行定期检查。

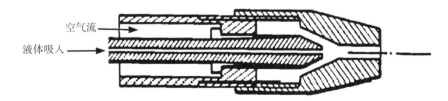

图 2-14 高压 - 低流量喷嘴

（十四）热烟雾机喷嘴

当对飞行的媒介昆虫进行控制时，理想的方式是使用很细的雾粒进行喷雾，而烟雾正好具有这样的特点。使用热烟雾机时，热烟雾机喷嘴（thermal nozzle）将杀虫剂溶解在柴油、煤油或者具有适宜高闪点的油性溶剂里，当油性的溶液喷射至大于500 ℃的高温气流中时，溶液被汽化成微粒（图2-15）。蒸发气化的气体在远离喷烟管处遇到冷空气，进而凝集成微小的颗粒，肉眼所见即为浓厚的烟雾团。

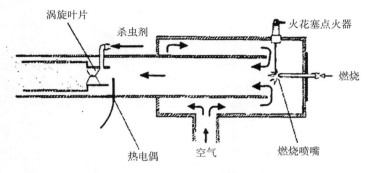

图 2-15　热烟雾机喷嘴

浓烟团内的烟雾颗粒VMD多小于15μm，本质上是一种气溶胶，称为烟雾，可以遮挡人群视线。在液体流量较大而未被充分汽化的情况下，会有较大颗粒产生，在喷出的烟雾中可以看到油滴。

杀虫剂在热烟管中的高温条件下停留的时间很短，所以对其活性成分影响不大，很少会被分解。使用热烟雾机进行作业时，必须小心避开环境中的易燃物品。

（十五）静电喷嘴

静电喷嘴（electrostatic charging nozzle）是利用电荷能量产生雾滴的系统（图2-16）。静电荷可以增加微小颗粒在物体表面的沉积，因此，静电喷嘴很适合用于滞留喷洒。以水压、气压和离心喷嘴形成的雾粒都可以使其静电荷化。

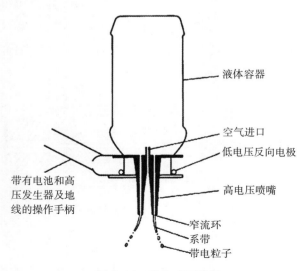

图 2-16　静电喷雾装置

使雾粒感应电荷后，静电喷嘴上的电极和雾粒所带电荷相反。喷出的雾滴有些被吸附到喷嘴上，充电系统会因此发生短路；喷嘴上吸附的雾粒由于喷嘴喷出的气流而被喷射出去。另外一种产生电荷的方法是在喷嘴电极化时使雾滴产生相同电荷，例如，旋转盘喷嘴每个喷嘴的液体是从分离的容器中进入喷嘴的（图2-17）。

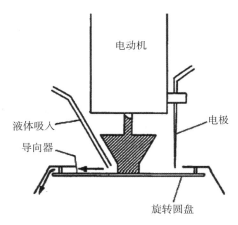

图 2-17　旋转盘喷嘴

通过高电压喷嘴，杀虫剂剂量非常低。静电喷嘴有环形和线形两种形式，杀虫剂容器与喷嘴安装在一起。静电喷雾时，为喷射出微小的雾粒，可以通过升高电压或减小流量。静电喷雾形成的雾团是由于邻近雾粒相互排斥的作用。带电粒子喷雾的主要优点是改善了雾粒在地表面的沉降效果。如果需要，带电粒子喷雾可以将形成的气溶胶顺风气流喷洒。

静电喷雾的设备目前尚不完善，相应的媒介生物控制器械还在研发之中。

二、压力调节装置

当喷雾压力相对稳定时，喷嘴喷出的雾粒质量就会高。因此，给喷雾器械安装压力调节阀十分必要，压力调节阀的量程应该在实际喷洒时所需的压力范围内。

（一）压力调节器

背负式喷雾器和压缩喷雾器具有一个弹簧压力阀或横隔膜，弹簧和横隔膜的运动可以根据流量和压力调节阀调节，这种结构称为压力调节器（pressure regulator）。

使用弹簧阀调节器时，过量的液体不能回流到药液箱内，开放式的弹簧阀调节器（图2-18）可以使过量的液体回流到药液箱内，回流的液体还能够对药液箱内药液起到搅拌的作用。

如果使用开放式弹簧调节阀，选择泵时需要按照大于喷嘴最大喷量的25%流量计算，这样才能保持有连续的药液回流至药液箱。

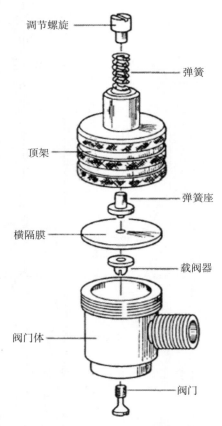

调节螺旋

弹簧

顶架

弹簧座

横隔膜

载阀器

阀门体

阀门

图 2-18　压缩喷雾器压力调节器内部结构

（二）盘式流量调节器

盘式流量调节器（disc flow regulator）包括一个黄铜铸成的金属腔，其内安装一个固定的圆盘和一个一定形状的小孔（图 2-19）。调节器安装于水压能喷嘴的后面。压力高时，圆盘中的小孔部分关闭；压力降低时，小孔打开。由此，在压力变化时，可使得液体的流量基本恒定。在每天连续不断的使用过程中，有些圆盘会发生膨胀，液体的流量就会降低。如果发生这种情况，就需要拆下圆盘进行清洗，干燥后再使用。圆盘的作用不仅仅是为压缩喷雾器提供一个均匀的喷洒液量，还有助于保护喷嘴头免于磨损。

（三）横隔膜阻止阀

阻止阀广泛应用于各类喷嘴，尤其是飞机喷洒喷嘴。阻止阀的材料有橡胶或合成橡胶。阻止阀也被应用于地面喷雾器械中。图 2-20 是横隔膜阻止阀（diaphragm check valve）。

液体压力直接作用于横隔膜上，通过克服弹簧的反作用力，使横隔膜打开。在喷雾器关闭时，液体压力低于弹簧压力，则横隔膜关闭，液体的流动停止，同时也阻止了喷雾器药液箱中药液的排出。有些杀虫剂会对橡胶产生腐蚀作用，因此，横隔膜应该使用耐杀虫剂腐蚀的塑料材料，避免横隔膜过早损坏。

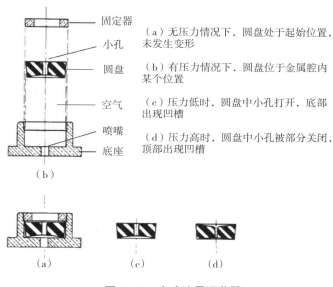

固定器
小孔
圆盘
空气
喷嘴
底座

（a）无压力情况下，圆盘处于起始位置，未发生变形

（b）有压力情况下，圆盘位于金属腔内某个位置

（c）压力低时，圆盘中小孔打开，底部出现凹槽

（d）压力高时，圆盘中小孔被部分关闭，顶部出现凹槽

（b）

（a）　　　　（c）　　　　（d）

图 2-19　盘式流量调节器

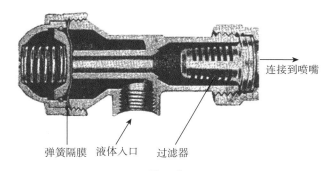

弹簧隔膜　液体入口　过滤器　连接到喷嘴

图 2-20　横隔膜阻止阀剖面

三、各种液体泵

喷雾器的泵除了能够将液体输送到喷嘴外，还有抽水的功能，即可以把水抽到药液箱内。喷雾器的泵有许多种，有单独喷雾功能的泵，也有单一抽水功能的泵，还有的泵两种功能兼有。这些不同类型的泵，可以根据需要来选择。但是，对那些具有双功能的泵，必须有一个空气导管来维持泵体节律性的压缩和抽吸时的压力。

（一）泵的主要类型

1. 活塞泵（piston pump）　圆形的缸体内有一活塞，缸体内活塞的上下运动产生正压，使液体朝着一个方向流动。因此，泵体运动的速度和撞击一次时的长度与液体的输出量成正比，除此之外，输出量受压力的影响。对于该类型的泵，均为喷雾器发动机转速控制泵体运动，从而决定了喷雾的雾化状态，喷雾量随着发动机的转速而自动调节。小型手持活塞泵也可以用来喷洒杀虫剂，或者作为液体转移装置，将杀虫剂从大的容器内抽吸到喷雾器药液箱内，也可以用作液体搅拌的器械。活塞泵的压力可以高达 7000kPa，但对于媒介生物控制中使用的喷雾器，压力达到 1500kPa 就足以满足大多数需要了。

在活塞泵的结构中，活塞和缸体的吻合须具有很好的密封性。如果在杀虫剂药液中有颗粒性杂质，就容易引起缸体拉伤、磨损，从而降低泵的效率。在泵体结构中还要有一个有效的流量阀，用于控制药液的流量。大型活塞泵通常有两个缸，并排安装在一起；如果有多个活塞泵，则多个缸体围绕在中心轴，呈辐射状排列。

2. 隔膜泵（diaphragm pump） 十分适合于喷洒微粒悬浮剂。在泵体结构中，只有阀门和隔膜可以活动，杀虫剂药液通过这两部分输出。隔膜泵很容易维护，但应注意，隔膜为橡胶质地，很容易被有机溶剂溶解。

隔膜泵的效率非常高，在媒介生物的控制过程中，即便最低压力小于 100kPa，隔膜泵也能有效工作。通常情况下，将两个或更多的隔膜辐射安装于旋转凸轮周围，以便多个隔膜泵同时工作，保障液体喷射的连续平稳性。

3. 旋转泵（rotary pump） 即齿轮泵和滚筒叶片泵，经常作为喷雾机整体部件。齿轮泵的精密度要求非常高，如果泵体被杀虫剂腐蚀，或者杀虫剂药液中颗粒物造成堵塞，泵体性能会急剧下降。因此，齿轮泵非常"娇贵"。在媒介生物控制中，除了在飞机上使用齿轮泵来进行超低容量喷洒外，其他场合中很少使用齿轮泵。相对于齿轮泵，滚筒叶片泵在农业喷雾机上的使用更普遍。

旋转泵有一个偏心轮盒，偏心轮盒内安装一个由 5 ~ 8 道等间距的凹槽组成的回转轴。滚筒呈辐射状转动时，每一个凹槽随之转动，转动时凹槽与偏心轮盒的内壁完全密封。因此，滚筒和轮盒之间的空间随着滚筒转动，空间发生变化，液体被挤压顺着一个方向流动。通常情况下，此类泵的设计转速为 540 ~ 1000r/min，液体输出量为 20 ~ 140L/min。

4. 离心泵（centrifugal pump） 由于离心泵不像旋转泵那样容易磨损，因此离心泵没有封闭的金属外壳。离心泵以叶轮围绕中心轴旋转，液体被叶轮旋转时产生的离心力甩出。

离心泵没有自吸水的功能，因此在药液桶内安装离心泵时，其位置要位于正常水位线水平以下。离心泵不需要空气闸，原因是离心泵不靠空气正压发挥作用。因此，只要轻微控制泵的转速，即可控制离心泵的压力。离心泵适用于高容量和低容量喷洒，常用于飞机喷洒中，也可以安装在药液箱内作为分体式的液体混合系统来使用。

（二）水压泵的选择与保养

泵的选择不仅要谨慎考虑泵的输出量和压力大小，还应注意泵体对液体性质的适应性。

泵的质量对喷雾器至关重要。喷雾器中最重要的部件就是泵体，泵也是喷雾器结构中价格最贵的部件，因此，应避免磨损喷雾器的泵体，对其精心保养和爱护。每次使用后都要使用清洁水进行仔细冲洗，泵体活动部分须经常加满机油进行润滑；在储存期间，也要保证泵体的防腐防锈，以延长泵的使用寿命。

悬浮剂是杀虫剂剂型中对旋转泵损害较大的一种剂型。但是对于活塞泵和隔膜泵，悬浮剂的损害要小得多；而对于离心泵，如果使用不锈钢的叶轮，则悬浮剂对其基本没有损害。

然而，软性铜质制作的叶轮却十分容易受到可湿性粉剂的侵蚀。悬浮剂对泵体的腐蚀很快，一旦发生腐蚀，加之喷雾器的压力，泵体在很短时间内就会损坏。由于各种原因，一般情况下高压泵的缸体内腔都要进行防腐蚀处理，或者使用耐腐蚀的材料（如陶瓷或不锈钢）。对于活塞而言，情况也是如此。

通常情况下，齿轮泵结构不能使用耐腐蚀材料制作；即便使用了，泵的寿命也不会长。所以，齿轮泵只能使用水溶性的药剂，应尽量避免使用悬浮剂、可湿性粉剂。

滚筒泵在使用可湿性粉剂的性能略微优于齿轮泵。滚筒泵可以使用尼龙和其他塑料材料制作，塑料材料比金属材料更加耐腐蚀。

活塞泵更为抗腐蚀，但也有例外。例如，使用的悬浮剂浓度很大，喷药现场由于水源困难，不得不使用来自河沟、河流池塘等水源的水。在这种条件下，最好使用隔膜泵或离心泵，选择不锈钢材料的叶轮。通常使用圆盘阀门或翼状阀门，二者容易清洗和更换，并且价格便宜。对于兼容性较好的隔膜泵，在气缸和活塞磨损时，也比较容易更换。使用新的杀虫剂剂型时，一定要先行试验，观察对泵体的损害程度。

对于以水压为能源的泵，如旋转泵和活塞泵，泵体绝对不能在缺水时干转，原因是这类泵是利用泵出的液体进行润滑的。

四、压缩机和风机

（一）旋转式压缩机

旋转式压缩机（rotary compressor）包括两种类型，使用多级的涡轮机或使用路特（root）装置，其结构装有旋转的圆片，作用与齿轮泵很相似。压缩机的压力来自于发动机，通常情况下很少超过 100kPa。如果使用多级的涡轮泵，在多级速度提升后就会产生很高的压力。这种情况下，需要使用一个蓄压容器并和空气压缩机相连，同时，该系统必须安装一个压力调节器，将压力控制在一个设定的阈值。在蓄压容器上还必须有一个弹簧式的安全阀，其卸载能力必须大于蓄压能力。如果蓄压容器和高压气缸相连接，则必须使用混合压力调节器，安装于高压气缸和喷雾器药液箱之间。杀虫剂药液箱的形状，在设计时一般不能承受如此之高的内压。

（二）旋转式风机或风扇

旋转式风机或风扇（rotary blower or fan）可以是轴流推进式风机，也可以是辐射流离心式风机。轴流风机是指空气流动与风扇的转动轴相并行。结构上采用偏转器，或者类似于松鼠笼式。这两种风机均为低气压、高气流装置，在约 5kPa 的压力下，每分钟可以产生 $25m^3$ 的气体。

五、药液箱

喷雾器的药液箱可以使用许多不同材料制作，包括不锈钢材料，但最常用的材料是聚丙烯塑料或加强塑料。药液箱所用的材料必须能够经受杀虫剂的腐蚀。

在药液箱设计上，必须考虑到药液的搅拌和混匀。因而，设计时箱体内不能出现死角，尤其是制作四方形药液箱时。搅拌药液箱内药液的常用方法是利用喷药管的药液回流。因此，喷雾器泵的功率要足够大，一方面要满足喷嘴的最大压力，另一方面还要能对药液箱内药液进行适当的混匀搅拌。任何情况下，如果喷嘴所需的压力等于泵输出的压力，则不可能产生额外压力使药液回流到药液箱内。离心泵可以产生高强水流，很适合于喷射搅拌。马鞍形的搅拌器可以直接对液体进行搅拌且十分有效，但在搅拌时，药液会与空气混合，很容易将杀虫剂药液搅拌起大量泡沫。此外，药液的搅拌也要有一定限度，如果搅拌强度过大，就会产生过多的泡沫，影响喷雾效果。因此，在使用杀虫剂时，应首先观察杀虫剂产生泡沫的程度，以确定其搅拌强度。

对喷雾器药液箱的一个基本要求是便于清洗和维护。在药液箱底部应有一个排水阀门，在清洗药液箱时，通过排水阀门可以将药液箱内的残留药液排放干净。药液箱内的所有滤网应易于拆卸和安装，以便于清洗和更换。

第三章

喷雾器械的技术规范

对于各类喷雾器械，在制造过程中，其结构组成、各个部件均需符合一定的技术规范，并须经过相应测试，达到要求后方可上市销售。

第一节　压缩喷雾器

一、结构

压缩喷雾器主要用于墙面的滞留喷洒及杀幼剂的施用。压缩喷雾器包括一个圆柱形药液箱，以及以下组件。

1. 一个手动气泵，具有可双手握住的手柄和锁定装置，与药液箱盖不相连。
2. 一个压力释放安全装置。
3. 一根软管，用于连通药液箱顶部与汲取管。
4. 一根肩带，与药液箱适配。
5. 一个脚踏板，与药液箱相连，在加压时可以使药液箱保持稳定。
6. 一个带有锁定装置的启动阀，一根直杆喷枪，一个流量控制阀和一个喷嘴。
7. 用户需要的其他附件，如喷枪加长杆等。
8. 一个用于靠放喷枪（不使用时）以保护喷嘴的结构。该结构的设计应当考虑喷枪所连接的流量控制阀的位置，以方便插入喷嘴及流量控制阀。

二、气泵

与药液箱连接的相关配件，在装满药液的条件下，气泵（图 3-1）能够为其加压至规定的最大工作压力，且所用冲程数不超过 60 个。通常情况下，规定的药液箱最大工作压力约为 400kPa 或 4bar。

气泵缸体所能承受的内外压力之和的上限为药液箱最大工作压力的 2 倍。气泵应装有柱塞杯，可在需要时进行快速更换。

在药液箱加压至规定的最大工作压力，且药液箱内的止回阀完全浸没于药液中时，止回阀应能够防止药液渗漏至气泵的缸体中。气泵手柄的长度应至少为 200mm，以便使用者能够用双手自然握住；如果手柄为圆筒状，其直径应不小于 28mm。

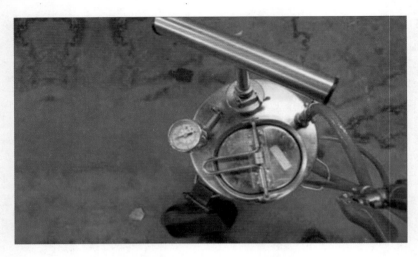

图 3-1　气泵（可双手握住，并具有自锁功能）

三、压力释放装置

喷雾器应标明压力释放装置并将其安装在喷雾器顶部，在需要时，压力释放装置可在打开药液箱盖之前释放药液箱中的压力。盖上药液箱盖后，该装置应能够重新封闭，保证喷雾器不发生渗漏。

此外，喷雾器还应装有一个压力释放阀（单独或者与压力释放装置集成在一起）。压力释放阀可防止药液箱中的压力在加压过程中超过生产厂家规定的 ±10% 的安全限制。压力释放阀起效后应能够重新封闭，保证喷雾器不发生渗漏。

四、软管

软管长至少 1.2m，内径不小于 6.0mm。

五、启动阀及流量控制装置

应标明启动阀的类型，在进行测试时，启动阀不应有药液滴落或渗漏。启动阀须具有正向锁定位置。从旋转点开始测量，阀杆的长度不得小于 100mm。阀杆的最大扭矩应为 1.5Nm。

启动阀滤网的网目须小于喷嘴孔径，且不大于 50 目。如果喷嘴内没有滤网，喷嘴孔径不得大于 0.3mm。在靠近喷嘴处应安装第二个滤网，以防止喷嘴在喷雾时发生堵塞。安装的所有滤网须易于拆卸，以便经常清洁。

与启动阀相连的喷枪至少长 500mm，并装有流量控制阀。其作用在于，喷雾时药液箱逐步排空，其内部压力降低，流量控制阀能够以恒定的流量输送喷雾。建议在 1.5bar 的压力下使用恒定流量，安装如图 3-2 所示的红色流量控制阀即可。

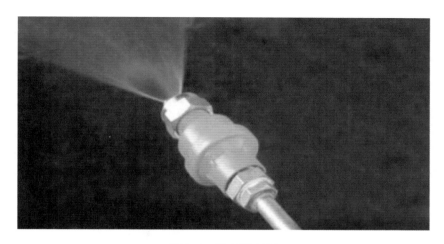

图 3-2　流量控制阀

六、喷嘴

应标明喷嘴主体、喷嘴帽和喷嘴头的类型及流量，这些参数须符合国际标准，例如 ISO 10625：2018（作物保护设备—喷雾器喷嘴—用于识别喷嘴的颜色编码）。按照附录 1 第八项（喷嘴测试—输出量）所规定的方法对喷雾器进行测试时，喷嘴喷雾速率的容差范围应在规定速率的 ±5% 以内。

应定期检查喷嘴的输出量，按照附录 1 第十项（液压喷嘴的输出量校准）中的方法对喷嘴进行测试后，其输出量不得因腐蚀而增加 10% 以上。WHO 的早期规范要求安装硬化不锈钢喷嘴，但目前的技术已使得陶瓷喷嘴更耐用，因此可以使用陶瓷喷嘴。

对于室内滞留喷洒，建议使用 8002E 喷嘴；在 1.5bar 压力下工作时，其流量应为 550ml/min。

七、药液箱渗漏及其耐用性

应标明药液箱的最大工作压力（单位：bar）。在进行药液箱渗漏试验（具体方法见附录 1 第二项：渗漏测试）时，连接所有部件的药液箱应能承受规定最大工作压力下内部静水压力的 2 倍；并且，药液箱在进行冲击（跌落）试验（具体方法见附录 1 第四项：压缩式喷雾器的药液箱跌落测试）后不得出现渗漏。上述试验应分别在药液箱内压力为最大工作压力和无压力的情况下，对喷雾器在垂直、水平和 45° 放置时进行。还应对喷雾器进行耐用性试验（具体方法见附录 1 第三项：压缩式喷雾器药液箱箱体疲劳测试），有压力和无压力循环各 12 000 次。

第二节　背负式手动喷雾器

背负式手动喷雾器（图 3-3）通常是指背负杠杆式喷雾器，主要用于喷洒杀幼剂，也适用于室内滞留喷洒。

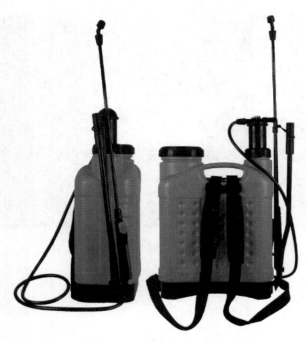

图 3-3　背负式手动喷雾器

一、结构

具有手动泵的背负式喷雾器应包括一个背负式药液箱，还应包括以下部分。

1. 一个可手动操作的泵。

2. 一个装有两条肩带的药液箱，有的也装有腰带，腰带的作用是确保泵送时将力传至泵体，而不会造成背负喷雾器的晃动。

3. 一根软管，连接泵输出端与喷枪。

4. 一个喷枪，带有启动阀（带锁定装置）、流量控制阀和喷嘴。

5. 一个牢固的系统，用于靠放喷枪（不使用时），以保护喷嘴。

6. 一个深层滤网，位于药液箱加注口内。

7. 用户需要的其他附件，如喷枪加长杆。

二、泵

此类喷雾器配有通过杠杆手动操作的隔膜泵或活塞泵，对左、右手惯用者均有专门设计。杠杆的长度至少 400mm，其末端的运动弧不应超过 400mm。杠杆末端应有手柄，该手柄须牢固耐用，其最小截面尺寸为 25mm，长度至少为 100mm。

为达到建议的最大流量和工作压力，应每分钟打气 20 ～ 30 次，使药液流量＞ 70L/h。在规定的最大流量下，在紧靠喷嘴上游处测量压力，其偏离量不应超过 ±10%。泵送系统应根据附录 1 第十二项（喷雾器耐用性测试—背负式杠杆喷雾器）所规定的方法进行耐久性试验。

三、压力舱

此类喷雾器应在泵和软管输入口之间安装一个压力舱，通常安装在喷雾器药液箱内。压力舱的容量应至少为每个泵冲程量的 10 倍；同时，压力舱应能承受喷嘴最大工作压力 2 倍的压力。

四、药液箱尺寸

药液箱的容量通常为 15L。

需要特别注意的是，药液箱需符合 25kg 的重量限制，因此应避免使用更大容量的药液箱。药液箱容量＜ 15L 的喷雾器重量更轻，但是在作业过程中需要频繁补充药液。

五、启动阀

应标明启动阀的类型，并且在使用附录 1 第七项（启动阀耐用性测试）所规定的方法进行测试时，启动阀不应有药液滴落或渗漏。启动阀须具有正向锁定位置。从旋转点开始测量，阀杆的长度不得小于 100mm。阀杆的最大扭矩应为 1.5Nm。

启动阀滤网的网目须小于喷嘴孔径，且不大于 50 目。如果喷嘴内没有滤网，喷嘴孔径不得大于 0.3mm。在靠近喷嘴处应安装第二个滤网，以防止喷嘴在喷雾时发生堵塞。安装的所有滤网须便于拆卸，以方便清洁。与启动阀相连的喷枪至少长 500mm，并装有一个流量控制阀，确保在药液箱排空时以恒定的流量输送喷雾。建议在 1.5bar 的压力下使用恒定流量。在喷洒杀幼剂时，可以使用带有向下倾斜附件的喷枪对水面进行喷洒。

六、喷嘴

应标明喷嘴头和流量，且应符合国际标准（ISO 10625:2018 作物保护设备—喷雾器喷嘴—用于识别的颜色编码）。当按照附录 1 第八项（喷嘴测试—输出量）所规定的方法对喷嘴进行测试时，其喷雾速率的容差范围不得超过 ±5%；测试后，其输出量不得因腐蚀而增加 10% 以上，且喷雾形状应保持恒定不变。

喷洒杀幼剂时，对喷嘴的选择取决于待处理的区域，可使用直喷喷嘴将药液喷洒至更深区域，远离作业人员；对于水面区域的喷洒，可使用喷嘴喷洒较大的雾滴，使其散布于水面上；也可使用扁平扇形或锥形喷嘴以获得更宽的喷洒条带。

七、用户手册

喷雾器生产厂家应在用户手册中包含以下信息。

1. 不同压力下的喷嘴流量、典型喷雾形状和喷雾角度。对于杀幼剂的喷洒，应选择较低压力（1bar 或 1.5bar）以避免产生微小雾滴（会顺风飘散）。

2. 喷嘴高度和间距，以获得目标水平下喷雾量的均匀分布。这种情况下，建议使用带有标准扁平扇形喷嘴的水平喷杆。

3. 扁平扇形喷嘴的支架应确保喷嘴能够根据需要调整方向。

第三节　背负式机动弥雾机

背负式机动弥雾机（图3-4）已用于开放水域的快速处理，以对蚊虫幼虫进行控制；另外，该器械还可用于房屋屋檐和树木枝叶的屏障喷雾，以减少进入房屋的蚊虫数量。

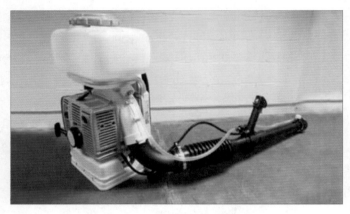

图 3-4　背负式机动弥雾机

一、结构

该型弥雾机应具有一个发动机驱动的风扇，能够产生高速气流，将杀虫剂喷至目标区域（如距离地面至少10m的树冠）。各组件应满足如下要求。

1. 发动机安装于喷雾器背部的架子上，应易于启动。

2. 燃油箱应安装于发动机下方。

3. 所有活动部件和排气装置都应加以防护，以免人员烫伤。

4. 控制装置（图3-5），包括停止开关和速度控制装置，应安装于人员面前视线可见处，方便人员在使用弥雾机时进行操作。

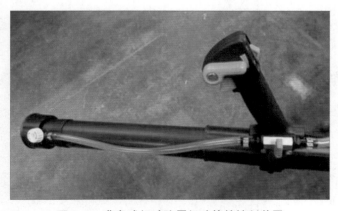

图 3-5　背负式机动弥雾机喷枪的控制装置

5. 喷雾器背架应装有防水软垫，以使作业人员在背负喷雾器时感到舒适。

6. 发动机的安装方式必须保证其在工作期间减少震动。

7. 喷雾器工作时，所有受控部件须有永久的、可识别的标记。

二、发动机

背负式机动弥雾机应配备二冲程或四冲程发动机，重量＜ 12kg。

三、燃油箱容量

燃油箱的容量大小应能够使发动机在不停机的情况下进行至少 1 小时的工作。当发动机以最佳转速工作时，每小时的油耗应＜ 2L。燃油和燃油混合物的类型应永久标识于燃油箱、加油口盖或机身上。

四、背带

背负式机动弥雾机需配有两条带衬垫的背带，以保护作业人员免受发动机振动的影响。每条背带长至少 75cm，长度可调，宽至少 50mm ± 5mm。在按照背带吸水性测试规定的方法进行吸水性测试时，背带增重不应超过 10%。弥雾机靠背材料的吸水性应符合与背带一致的标准。

五、风机

背负式机动弥雾机的风机由发动机驱动，能够提供 1000 ～ 1500m³/h 的风量；喷嘴安装于排气管末端，能够以约 100m/s 的速度进行 750m³/h ± 5% 的喷射。发动机、风机协同工作时，必须以最大或最佳速度运行；如果降低发动机的转速，就会导致弥雾喷洒的雾化能力不足。当喷雾开关关闭、作业人员进行喷雾点间的短途行进时，发动机才能以低速或怠速运转。

六、喷雾系统

风机产生的气流通过风管到达喷嘴，风管应灵活可调，便于作业人员向某一方向喷雾。通常情况下，风扇将气流导入药液箱，从而将喷雾输送至喷嘴；在这一过程中，药液箱会轻微加压。喷雾流量会受到喷嘴相对于药液箱中液位高度的影响；因此，可安装一个泵，将药液从药液箱泵至喷嘴，从而使喷嘴处的药液不受到药液箱内液面的影响。

在药液流路中应放置 50 目或更精细的滤网，防止限流器或喷嘴发生堵塞。喷嘴处的药液流量由预置的限流器控制，限流器位于喷嘴之前。

在作业过程中，气流速度不应改变，因为其变化会影响液滴大小。将液体喷雾输送到喷嘴，由安装于操作员面前的空气管道上的开 / 关阀控制。风管连接处有一个开 / 关阀，可以控制药液是否输送至喷嘴。

七、雾滴谱

将一个风动剪断机或旋转雾化器置于风管的末端，用以产生 VMD 为 50 ～ 100μm 的雾滴。

需要注意的是，某些弥雾机配有流量限制非常低的限流器（VMD < 50μm）并已用于空间喷洒。如果杀虫剂中含有大量颗粒物，使用如此低限流的限流器很容易发生堵塞。

八、雾滴喷射

弥雾机在规定的发动机转速下工作时，在静止空气中的雾滴喷射距离至少为：水平 10m、垂直 6m。每平方厘米内至少应有 5 个雾滴，才能够表示该弥雾机雾滴喷射的最大距离。

九、耐用性

弥雾机应在 10 天内至少运行 50 小时，其中，应包括 1 次 8 小时的工作时间，以满足在媒介传染病暴发地区一整天的工作。应记录所有停机情况，说明停机原因，并记录维修的详细信息。同时，应收集弥雾机的燃油消耗数据。

十、噪声

如果操作人员耳朵附近的噪声超过 85dB，则该弥雾机应具有永久性标识，说明在作业时需要使用护耳装置。

第四节　便携式液压喷雾器

便携式液压喷雾器（图 3-6）可以安装在喷洒杀幼剂的船上（以控制河流中的蚋幼虫）和车辆上。

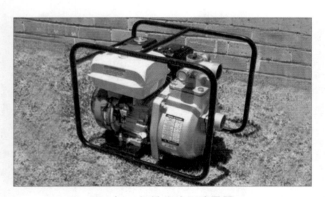

图 3-6　便携式液压喷雾器

一、结构

便携式液压喷雾器应包括如下组件。

1. 一个由发动机驱动的泵，并配有把手以方便搬运。

2. 一根软管，连接泵输出端与喷枪或喷杆。

3. 一个启动阀，带有锁定装置、流量控制阀和喷嘴。

4. 一个牢固的系统，用于靠放喷枪（不使用时），以保护喷嘴。

5. 一个合适的喷雾药液容器，可以防止药液溢出。

6. 一个深层滤网，位于药液箱加注口内。

7. 用户需要的某些其他附件，如喷枪加长杆。

二、发动机

该型喷雾器应配备二冲程或四冲程发动机，重量 < 12kg。

三、泵

该型喷雾器应安装有一个往复泵，在 6bar 压力下可提供最高 10L/min 的流量。通常情况下，会在较低的流量和压力下使用。

四、药液箱容量

药液箱容量至少为 10L。

五、软管

应标明软管的长度（不小于 1.5m），其内径不小于 6.0mm，所用材质适用于购买方指定的杀虫剂产品。

六、启动阀

在使用附录 1 第七项（启动阀耐用性测试）所规定的方法进行测试时，启动阀不应有药液滴落或渗漏。启动阀须具有正向锁定位置。从旋转点开始测量，阀杆的长度不得小于 100mm。阀杆的最大扭矩应为 1.5Nm。

启动阀滤网的网目须小于喷嘴孔径，且不大于 50 目（如果喷嘴内没有滤网，喷嘴孔径不得大于 0.3mm）。该型喷雾器须配备一个或多个附加滤网，其网目大小能够阻止大于喷嘴孔径的颗粒通过。在靠近喷嘴处，应至少安装一个滤网。与启动阀相连的喷枪至少长 500mm，并装有一个流量控制阀，确保以恒定的流量输送喷雾，从而抵消泵送速度的波动所带来的影响。建议使用 1.5bar 的控制流量阀。喷枪的末端可以向下倾斜以喷洒水面。

七、喷嘴

应标明喷嘴头和流量，且应符合国际标准（ISO 10625：2018 作物保护设备—喷雾器喷嘴—用于识别的颜色编码）。当按照附录 1 第七项（启动阀耐用性测试）所规定的方法对喷嘴进行测试时，其喷雾速率的容差范围不得超过 ±5%。根据上述方法对喷嘴进行测试后，其输出量不得因腐蚀而增加 10% 以上，且喷雾形状应保持恒定不变。

第五节　便携式冷雾喷雾器（气溶胶喷雾器）

便携式或手提式 / 背负式冷雾喷雾器（图 3-7）用于建筑物、房屋以及车辆无法进入的室外场所的空间喷洒。

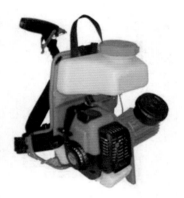

图 3-7　便携式冷雾喷雾器（气溶胶喷雾器）

一、结构

冷雾喷雾器为手提式或背负式气溶胶喷雾器，具有能够产生用于空间喷洒的气溶胶系统，且发动机易于启动。

对于发动机驱动的冷雾喷雾器，其组件应符合如下要求。

1. 燃油箱应安装于发动机下方。

2. 发动机控制装置和停机键应安装于人员面前视线可见处。

3. 发动机 / 风机模块应安装于背架上，该背架的设计应能够使作业人员在背负喷雾器时感到舒适，且其安装方式应能抑制机器工作时产生的振动。

4. 喷雾器背架应装有防水软垫靠背。

5. 喷雾器工作时，所有受控部件须有永久的、可识别的标记。

二、燃油箱

燃油箱的容量大小应能够使发动机在进行至少 1 小时的现场工作。燃油和燃油混合物的类型应永久标示于燃油箱、加油口盖或机身上。

三、药液箱

无论药液箱是可更换的通用式药液箱，还是不可拆卸的固定式药液箱，其容量均应为 1L 或以上，并配有装置以明确指示箱内药液的体积。除非使用的是即用型药液箱，否则药液箱应内置有滤网或过滤漏斗。如果药液箱加压超过 50kPa，则应提供减压装置，使加压后的药液箱在打开前能够完全减压。

四、风机

该型喷雾器应安装低压压缩机或风机，以产生足量的高速气流使药液雾化，并喷射至远离作业人员的地方。

五、喷嘴

该型喷雾器具有涡旋喷嘴，在规定的喷雾器输出（单位：L/h）条件下，能够将使用水剂或油剂配制的药液打散为 VMD < 30μm 的雾滴。该型喷雾器应具有药液断流阀，可随时终止喷雾作业。流向喷嘴的药液由限流器或者安装于喷嘴前的控制阀进行控制。限流器在喷雾器上的安装位置固定，但是可更换。在限流器或控制阀上，应标明流量设置。而在用户手册中，应列出控制阀每种设置下的流量，或者每种限流器对应的流量。

当按照附录 1 第八项（喷嘴测试—输出量）所规定的方法对喷嘴进行测试时，其喷雾速率的容差范围不得超过 ±5%。该型喷雾器喷嘴的输出量不得因腐蚀而增加 10% 以上。

六、耐用性

该型喷雾器应进行总计 50 小时的工作测试，其间不得发生工作故障，并且不得出现重启发动机的问题。进行耐用性测试时，应向药液箱中装入水，并采用最大限流器；每隔 15 分钟，关闭喷雾开关中断水流。

第六节 车载式冷雾喷雾器

车载式冷雾喷雾器（图 3-8）是一种气溶胶发生器，可安装在平板卡车或拖车、船、两栖车辆及无人机上。车载式冷雾喷雾器用于室外空间喷洒，不需要喷雾药液滞留于场所表面。该型冷雾喷雾器中的部分型号可用于屏障喷雾，如果能够喷洒较大雾滴，则可以使用液体杀幼剂进行喷洒。

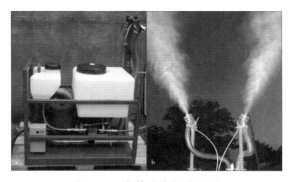

图 3-8 车载式冷雾喷雾器

一、结构

该型冷雾喷雾器的各个部件应安装于耐腐蚀材质制成的框架内,方便安装于车上。具体要求如下。

1. 应配有一个药液箱和一个附加箱(用于排空杀虫剂)。
2. 应配有合适的控制系统,可从车辆驾驶室进行操作。
3. 应配有一个足够容量的燃油箱,保证该型喷雾器至少工作 2 小时。
4. 所有独立箱体都应具有永久性、可识别的标记,并具备液体排放设施。
5. 发动机排气和活动部件应加以防护,避免灼伤操作人员。
6. 发动机应装有计时器(计时表)。

二、药液箱

药液箱的容积应不小于 50L。如果箱体表面没有刻度,且无法透过箱体观察药液箱内的杀虫剂药液量,则应装有液位计以指示箱内药液的体积。车辆在崎岖的地形上行驶时,该型喷雾器的药液箱盖不得发生泄漏。

当药液箱加注口直径 < 90mm 时,应装有过滤漏斗,方便药液加注(药液箱加注口必须符合 ISO 相关标准的要求,参见 ISO 9357:1990 作物保护设备—农业喷雾器—箱体标称容积和填充孔直径)。

三、燃油箱

在燃油箱加注口盖子上应清楚标明燃油类型。

四、空气压缩机或风机

如果该型喷雾器安装了空气压缩机或风机,则应为空气压缩机或风机安装耐腐蚀的空气滤网,以过滤空气中直径超过 $100\mu m$ 的颗粒。

五、喷雾系统

该型喷雾器应有手动流量控制装置。在用户手册中,应列出在不同设置参数下,流量控制装置的流量值;同时,应规定允许设置的最小流量。另外,用于调节与车速有关的喷雾系统输出的流量控制装置,手册中可以对其进行规定,也可以不规定。当药液停止流向喷嘴,喷嘴没有喷雾喷出时,车内的警告装置应向操作人员发出提示。原因包括药液箱内的药液使用完毕,或其他故障。

对于喷雾系统,无论是否有药液流向喷嘴,通过仪表检测到的容积泵转速(rounds/min, RPM)均以 ml/min 或 L/h 表示。按所规定的方法进行测试时,喷雾速率的容差范围不得超过 +5%。投入使用后,该型喷雾器的输出量不得因腐蚀而增加 10% 以上。

六、断流阀

该型喷雾器应安装有断流阀，当喷雾器的任何部件关停或发生故障时，断流阀将自动闭合。如果该型喷雾器使用了高于 50kPa（0.5bar）的压力系统，则必须安装自动压力释放装置。

七、雾滴大小

使用杀虫剂制剂进行作业时，该型喷雾器在最优工作参数和流量设置下，喷嘴喷出的雾滴 VMD 不应大于 30μm，即应形成气溶胶。部分该型喷雾器的雾滴大小可调，用于某些特定场合以喷洒较大的雾滴。

八、车辆控制面板系统

车辆内部的遥控面板应设具有标识的开关，用于关闭喷雾器和开关杀虫剂喷雾。控制系统的设计必须保证杀虫剂不会进入车内。

控制面板可配有以下部件。

1. 用于风送式喷雾设备的气压表，或用于旋转喷嘴设备的转速计（可监测旋转喷嘴的转速，单位为 RPM）。

2. 用于风送式喷雾设备的气压阀或传感器，作为压力下降时的安全装置（可代替上述气压表）。

3. 还可以增加专门仪表以指示燃油箱和药液箱中的液位。

九、耐用性

该型喷雾器应在 2 周之内，以最大流量工作不少于 50 小时（包括 1 次连续 8 小时的测试），其间不得发生工作故障，不得出现需要重启发动机的问题。输油管、药液管、泵和其他部件应通过耐用性测试，期间不得发生渗漏。

十、噪声

如果噪声超过 85dB，则该型喷雾器上应有标识，说明需要使用护耳装置。喷雾作业过程中，操作人员在车内时，距离喷雾器 3m 处的噪声不得超过 100dB。

第七节 手提/背负式热烟雾机

手提/背负式热烟雾机（图 3-9）通常为脉冲式热烟雾机，便携性能好，又称便携式热烟雾机，主要用于空间喷洒，针对建筑物、房屋和室外车辆无法进入的区域开展作业，雾滴 VMD ＜ 30μm。热烟雾机一般使用于水剂进行空间喷洒，还有部分机型可喷洒杀幼剂，其雾滴比用于空间喷洒的雾滴要大。

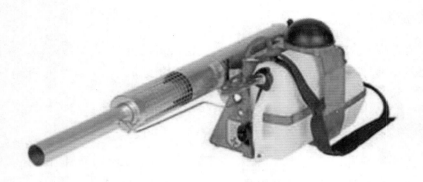

图 3-9　手提 / 背负式（便携式）热烟雾机

一、结构

便携式热烟雾机应有一个热能喷嘴系统，用于计量杀虫剂药液（包括油剂和水剂）。该类器械使用开放式气动喷嘴系统，使用机械能和热能（来自于脉冲喷射燃烧室，无须任何旋转部件）产生的气压，将药液雾化成所需大小的液滴并对进入喷嘴的杀虫剂药液进行计量。此外，还应包括如下组件或满足相关要求。

1. 电池启动系统，包括电池、点火线圈和电火花系统。

2. 小型手动或电动气泵，在启动热烟雾机时，如果燃油喷射系统未加压，则使用该气泵对燃油管路加压。

3. 手柄，使作业人员能够轻松、安全拿起和放下热烟雾机。

4. 坚固的框架，用于固定不同的组件。

5. 热烟雾机的所有发热面必须做防烫伤保护；所有受控部件须有永久的、可识别的标识；同时，机身应有清晰可见的安全说明，提醒作业人员在热烟雾机工作过程中不得离开。

二、重量

药液加满至生产厂家规定的最大容量后，热烟雾机的重量不应超过 20kg。

三、药液箱及其配件

热烟雾机可配备固定式或可拆卸式药液箱，并需清晰标注箱体容量。如果箱体不是半透明且没有刻度，则应提供油尺等测量件。

如果药液箱为固定不可拆卸式，其加注口应位于药液箱顶；当加注口直径 < 90mm 时，应有一个过滤漏斗以方便药液加注。如果加注口没有位于药液箱顶，则必须有一个成一定角度放置的过滤漏斗，方便药液加注。

当药液箱的压力超过 0.5bar（50kPa）时，盖上药液箱盖后应气密，打开后能够立即释压。

四、燃油箱

燃油箱的容量满足在规定的最低流量连续喷雾时，在不加油的情况下，一整箱药液可喷洒完毕。热烟雾机处于高温状态时，不得补充燃料或添加药液。热烟雾机机身上应标明燃料类型，燃油箱的箱盖应密封防漏。

五、气泵

脉冲式热烟雾机如果装有手动泵，其发动机须少于 15 个冲程启动；如果装有自动电动泵，则其发动机必须能够在 30 秒内启动。

六、流量控制

药液流向喷嘴的流量应通过位置固定但可更换的限流器或者控制阀对其进行控制。在热烟雾机机身或用户手册中，应标明每个限流器或控制阀的流量值。热烟雾机应具有一个手动操作的开关阀和可自动切断的开关装置，防止发动机停止工作时药液继续流入喷嘴。

当按照附录 1 第十一项（喷雾机）所规定的方法进行测试时，排雾速率的容差范围不得超过 ±5%。使用后，热烟雾机的输出量不得因腐蚀而增加 10% 以上。

七、雾滴大小

热烟雾机用于空间喷洒时，使用油剂 / 水剂以标准输出量进行作业时，雾滴的体积中径应小于 30μm。能够喷洒水性杀幼剂的热烟雾机应具有一个单独的孔洞附加装置，以供选择更大的雾滴（最大 100μm）进行作业。

八、背带与扣件

热烟雾机应配有单肩带。

九、耐用性

耐用性测试应使用水或矿物油进行，采用最大限流器；每隔 15 分钟，打开和关闭喷雾开关以中断测试液体的流动。热烟雾机应能够无故障连续工作 50 小时以上。

十、噪声

如果操作时噪声超过 85dB，则热烟雾机机身应有永久性标识，说明在作业时需要使用护耳装置。

十一、标识、用户手册、现场使用

注意：当喷洒专用水剂时，可以使用最小马力为 24hp（每小时消耗约 2L 燃料）的脉冲喷射发动机。可以将含有多元醇（乙二醇、甘油）或乳化油的助剂添加至水中以延缓蒸发，增强杀虫剂在水中的稀释/乳化。目前，市售杀虫剂很多都可以方便地配制为水剂，进行喷雾作业。

脉冲式热烟雾机的设计应能够保护水剂的高敏感活性成分免受高温的影响，从而在使用可湿性粉剂（悬浮剂）进行喷雾时不会出现喷嘴阻塞等问题。

第八节　车载式热烟雾机

车载式热烟雾机（图3-10）是一种气溶胶发生装置，可安装在平板卡车或拖车、船、两栖车辆或无人驾驶的机器人上。一般情况下，车载式热烟雾机用于室外的空间喷洒，不可进行滞留喷洒。

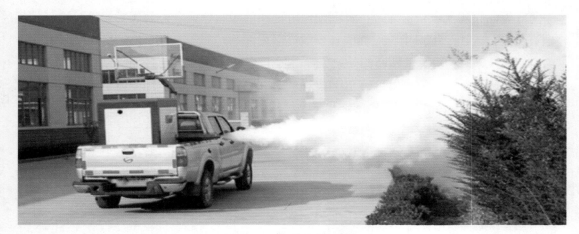

图 3-10　车载式热烟雾机

一、结构

该型热烟雾机的各个部件应安装在耐腐蚀的框架上，再将框架安装于卡车上。热烟雾机应具备下列条件。

1. 应有药液箱；如果使用可湿性粉剂，则应配有一个附加箱，以便冲洗喷洒系统中残留的杀虫剂；或者配有一个具有倒吸功能的泵系统，能够自动抽吸导管中的残余药液。

2. 应有控制系统，可从车辆驾驶室进行操作。

3. 应有燃油箱，能够保证热烟雾机在工作时将一整箱药液喷洒完毕。

4. 所有独立箱体都应有永久性、明确的标识，并具备药液排空结构。

5. 发动机的排气和活动部件应加以防护，避免灼伤操作人员。

二、药液箱

药液箱的容积应不小于50L。如果箱体不是半透明且没有刻度，应有计量装置指示箱内药液的体积。车辆在崎岖地形上行驶时，喷雾器的药液箱盖不得发生泄漏。

当药液箱加注口宽度＜ 90mm 时，应装有过滤漏斗，以方便药液加注（药液箱加注口必须符合 ISO 箱体灌装孔径尺寸的要求，参见 ISO 9357：1990 作物保护设备 – 农业喷雾器 – 箱体标称容积和填充孔直径）。

三、燃油箱

在燃油箱加注口盖子上应清楚标明燃油类型。

四、排雾系统

热烟雾机应有手动的流量控制装置，在固定时可操作。在产品手册中，应列出在不同设置参数下，流量控制装置的流量值；同时，应规定可能的最小流量。

规定的方法进行测试时，排雾速率的容差范围不得超过 ±5%。使用后，该型热烟雾机的输出量不得因腐蚀而增加 10% 以上。

五、截止阀

热烟雾机应安装有截止阀，当喷雾器的任何部件关闭或停止工作时，截止阀将自动关闭。如果该型热烟雾机使用了高于 50kPa（0.5bar）的压力系统，则必须安装自动压力释放装置。

六、雾滴大小

进行空间喷洒时，热烟雾机喷嘴喷出的雾滴 VMD 不应大于 30μm。

对于可喷洒较大雾滴（不超过 100μm）进行杀幼虫作业的热烟雾机，应使用孔洞或附加装置，选择更大的雾滴（最大 100μm）。

七、控制面板系统

车辆内部的控制面板应安装有明确标识的开关，用于分别开启和关闭热烟雾机控制杀虫剂喷雾等。遥控系统的设计必须保证杀虫剂不会进入车内。

八、耐用性

在喷雾气流最大的情况下，该型热烟雾机应在不超过 2 周的时间内工作不少于 50 小时（包括 1 次连续 8 小时的测试），其间不得发生工作故障，或者出现重启发动机的问题。输油管、药液管、泵和其他部件应通过耐用性测试而不会发生渗漏情况。

九、噪声

如果在距离该型热烟雾机 1m 处的噪声超过 85dB，则机身应有永久性标识，说明需使用护耳装置。在街道上进行作业时，距离热烟雾机 3m 处的噪声在任何时候均不得超过 100dB。

十、标识、用户手册、现场使用

需要注意的是，用户手册中应有明确的安全说明，告知作业人员在热烟雾机工作过程中绝对不能离开，以避免火灾风险。

第九节　飞机机舱使用的气溶胶发生器（气雾罐）

气溶胶发生器的制造应遵守相关规定，本节内容为飞机机舱中使用气溶胶发生器（气雾罐）（图3-11）的一般要求。

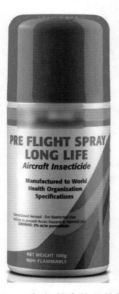

图3-11　飞机机舱内使用的气雾罐

一、作用

（一）飞机内除虫

用于飞机内除虫的气溶胶状喷雾剂，其作用在飞机内可能对人、植物或动物有害的飞行和爬行昆虫进行控制。

WHO指南中推荐了3种使用气溶胶状喷雾剂的飞机内的除虫技术：起飞前除虫（pre-flight）、阻挡除虫（block away）和初始下降除虫（top of decent）。所有飞机内部可进入的空间都应当进行喷雾处理。当喷雾完成后，才能关闭行李舱。

（二）单次与多次使用的气溶胶发生器（气雾罐）

单次与多次使用的气溶胶发生器（气雾罐）均用于飞机内除虫，其区别在于喷嘴的启动方式不同。对于单次气溶胶发生器（气雾罐），通过一次按压启动其喷嘴，其内药液将通过一次连续喷雾排放完毕；对于多次气溶胶发生器（气雾罐），必须连续按下喷嘴，直到将预定容量或全部药液排放完毕。

二、结构

该型气溶胶喷雾器（气雾罐）为一种不可再填充式器械，由盛液器和阀门／排放装置／排雾系统组成，当阀门开启时，盛液器内的药液能够以气溶胶的形式以一定速率排出。

气溶胶喷雾器（气雾罐）必须遵守各国政府和国际航空运输协会（International Air Transport Association, IATA）有关航空运输限制物品的规定。所产生的气溶胶必须为不可燃、对人体无毒无刺激，并且对机身材料无害。喷雾完成（喷雾器内药液全部喷出）后，罐体应清洁、未发生变形，不存在任何可能影响其再次使用的问题，例如存在沉积物或其他颗粒（如污垢或金属残渣）。

（一）盛液器

盛液器（金属制）一般为一体制造，除顶部之外没有侧面或底部接缝。容器外部应清楚标明药液有效成分的百分比、盛液器内杀虫剂的净重、有效期和批号，以及明确的操作说明和有关健康和安全的强制性信息。以上信息应当使用平版印刷标明，如果无法进行平版印刷，也可以使用牢固粘贴的标签。

（二）杀虫剂

盛液器内的杀虫剂制剂应为现行《国际卫生条例》（International Health Regulations，IHR，2005）中推荐的制剂之一。建议使用全球变暖潜能值较低的不可燃推进剂。$100m^3$ 的喷洒剂量一般建议使用 35g 杀虫剂。

（三）汲取管

汲取管可以由金属或塑料制成，必须能够接触到盛液器的底部。同时，为了防止这种直接接触限制药液的向上流动，在汲取管的下端应有一个"Z"形切口（或在汲取管对侧两端各有一个"V"形切口），切口深度约为 1.5mm。

（四）阀门

对于单次气溶胶发生器（气雾罐），阀门或排放装置必须做如下设计：一旦打开，不可再关闭或以任何方式中断排雾。汲取管和阀门必须密封在一起，这样只能通过阀门孔进行排雾。阀门和汲取管必须密封于盛液器中，保证不会发生渗漏。

（五）阀门盖

阀门的外部必须有一个盖子作为保护，防止意外损坏或排雾。阀门盖可以由金属或塑料（必须足够坚硬）制成，在阀门上方有不少于 3mm 的间隙。如果阀门盖由塑料制成，在制成后存放 18 个月内不得出现任何收缩或变形。在阀门盖侧面的 3 处等距离点，应开 3 个直径为 3mm 的孔，这样即使更换阀门盖也不会影响排雾。

（六）包装

该型气溶胶发生器（气雾罐）的包装（例如纸板箱）必须清楚标明以下信息，保证在存放时也可以从外部清楚看到：产品名称；有效成分名称及含量；内含部件的数量；批号；有关健康和安全的强制性信息；可采用的运输方式。

三、性能

（一）药液箱容量

该型气溶胶发生器（气雾罐）的药液箱容量应符合以下要求：自生产之日起 24 个月内，在任何时间使用时，实际最小排雾量不低于其标注排雾量。对于药液箱的包装，以及与药液相互作用的评估，必须在保质期内的不同时间点进行。

（二）排雾速率

按照生产厂家的说明对该型气溶胶发生器（气雾罐）进行操作时，其排雾速率应为每秒 1.0g ± 0.2g，27 ℃。所产生的气溶胶应符合下列物理要求。

1. 所产生的气溶胶雾滴直径＞ 30μm 的不超过 20%（按重量计）。

2. 所产生的气溶胶雾滴直径＞ 50μm 的不超过 1%（按重量计）。

3. 杀虫剂使用至最后 10% 时，可以不满足上述要求。

（三）热稳定性

按照航空公司的要求对该型气溶胶发生器（气雾罐）进行测试时，不得出现渗漏、变形或其他问题。

（四）材料兼容性

根据飞机制造商和航空公司运营商的要求，该型气溶胶发生器（气雾罐）应根据 AMS 1450 规范和（或）波音 D6-7127 规范进行认证。这些规范可以确保气溶胶的成分不会引起金属腐蚀、塑料开裂、地毯染色，或以其他方式对飞机的结构产生不利影响。

（五）生物学性能

有关评估该型气溶胶发生器（气雾罐）效用的步骤，WHO 制定了专门的指南。

四、测试方法

（一）雾滴大小

确定气溶胶雾滴大小的推荐方法见附录 1 第九项（喷嘴测试—雾滴大小）。

（二）粗暴使用测试

未使用过的气溶胶发生器（气雾罐）应在自身重量的作用下从 75cm 的高度跌落到硬质表面，使其受到连续撞击。撞击后无损即为合格。跌落方式为：底部朝下；顶部朝下；侧面朝下。

（三）热稳定性测试

将未使用过的该型气溶胶发生器（气雾罐）浸入热水中，直至盛液器内杀虫剂的温度达到 54 ℃。将整个盛液器浸入 60 ℃的水中，水浴 3 分钟后就可到上述要求。如果盛液器表面有气泡冒出，则判定其存在渗漏问题。

第十节　施用杀虫剂颗粒的器械

杀虫剂颗粒通常从飞机上喷撒，或者通过机动背负式喷雾器施用，这种喷雾器可以喷撒颗粒剂以控制蚊幼。已经有若干种用于农业的手提／背负式颗粒施用器械在销售。

用于蚊幼控制的杀虫剂颗粒大小、成分和推荐施用量各不相同，因此在现场使用前，必须试用以校准。

一、一般要求

（一）材料

制造该类器械所用的全部材料必须耐腐蚀和耐化学制剂，不会随着器械的正常使用而发生材料质量退化的问题，进而影响器械的正常工作。

（二）设计

该类器械的设计应保证其外表面不会滞留杀虫剂颗粒。无论储料仓中有多少杀虫剂颗粒，该类器械都应保持稳定，能够在最大角度为 8.5° 的斜坡上直立。所装配的组件不得存在锋利边缘或突出物，以免对正常操作的作业人员造成伤害。

（三）重量

该类器械的最大重量不得超过国家卫生和安全法规规定的重量。在国内没有统一规定的情况下，手提／背负式颗粒施用器械装满杀虫剂颗粒后，其最大重量分别为 25kg（背负式）/20kg（手提式）。

（四）储料仓

该类器械的储料仓应加盖密封盖，避免在器械工作时撒出杀虫剂颗粒。储料仓盖子的密封性能够保证杀虫剂颗粒不会从储料仓撒出。储料仓不得安装在操作人员的前方，且储料仓或计量装置不得造成杀虫剂颗粒的破碎，产生粉尘。

安装于便携式器械上的储料仓，其杀虫剂颗粒的装载量由其能够承载的最大重量决定，且储料仓的设计应保证能够将其中的杀虫剂颗粒完全排空。在小型器械上，如果储料仓加注口的宽度小于 90mm，则应使用漏斗或封闭式运输系统将杀虫剂颗粒填装至储料仓。

（五）流量控制

在杀虫剂颗粒传输回路中应加入调节装置控制杀虫剂颗粒的排放量。

（六）背带

背带的宽度应为 50mm±5mm，长度可调，背带及其配件必须通过跌落测试。

（七）标识

器械生产厂家的名称及联系方式、器械类型、制造日期、序列号，以及影响器械日常使用的关键部件的位置信息等应标于器械显著位置。指示开／关状态的阀门、开关的位置，以及任何其他控件的位置，都必须清楚标明。同时，还应清楚标明适用于该器械的杀虫剂颗粒的类型。上述各种标识不得由于接触杀虫剂制剂而褪色模糊。

（八）用户手册

该类器械须有清楚简明且带有插图的用户手册，详细说明操作方法，包括校准方法、安全预防措施和维护步骤，以及日常维护所需的基本备件。该类器械应标明所用杀虫剂颗粒的大小、可施用的剂量范围，以及是否能够进行大范围喷撒或者用于特定场所的点状喷撒。

用户手册应使用该类器械所在销售国家／地区的语言。

　　用户手册应包含下列步骤或说明：初次组装；所有可更换部件的名称，包括立体装配图；设置和校准；使用时的注意事项；预防措施及风险控制措施。

二、肩负式颗粒喷撒器械

　　该类器械又称为"喇叭播撒机"（图3-12），包括一个肩袋和一个输送管，肩袋由橡胶或氯丁橡胶处理过的材料制成。

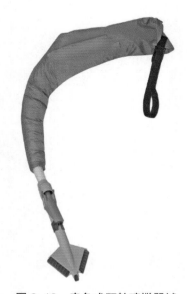

图3-12　肩负式颗粒喷撒器械

　　1.该类器械有一个带拉链开口的口袋，用于杀虫剂颗粒装填。

　　2.在口袋的末端应有一个锥形金属排放管。

　　3.在排放管内，有一调节杀虫剂颗粒流量的装置。

　　4.装满杀虫剂后，器械重量不得超过12kg。

　　喷撒杀虫剂颗粒的方法：以适当的速度，按照"8"字形摆动排放管，使杀虫剂颗粒均匀分布于一条7m的宽条上，边走边摆动。

三、手持式颗粒喷撒器械

　　该类器械包含一根管子，管子中装有杀虫剂颗粒，颗粒由于自重而落至管子出口。

　　1.管子上应装有一个手动装置，打开后会有固定数量的杀虫剂颗粒落下。

　　2.装有杀虫剂颗粒的管段的开口应比输送管更宽，以便于杀虫剂颗粒的装填；同时，管段应配有盖子，避免颗粒的撒出。

　　3.管子的直径不得小于70mm。

　　4.装满杀虫剂后，器械重量不得超过5kg。

5.可安装肩带。

该类器械还应能够对较为分散的、存在幼虫的各个孳生地进行少量杀虫剂颗粒的喷撒。

四、背负式颗粒喷撒器械

该类器械应包含一个盛药器，其中的杀虫剂颗粒可以在重力作用下落入位于操作人员前方的输送管。

1.盛药器的加注口较大，便于快速装填，其直径不得小于 12cm。

2.加注口应有一个嵌入式滤网，防止大块杀虫剂或其他杂物进入盛药器。

3.盛药器应有密封盖，防止粉尘逸出。

4.盛药器应安装在一个带背带的背架上。

5.输送管应装有药量调节器和开 / 关阀。

6.输送管应安装有杀虫剂颗粒混匀装置。

该类器械还应能够对较为分散的、存在幼虫的各个孳生地进行少量杀虫剂颗粒的喷撒。

五、改装的背负式机动弥雾机

该型弥雾机用于喷撒颗粒剂，应包含一个盛药器，一般安装在风扇（由发动机驱动）上方，能够产生内含杀虫剂颗粒的高速气流。杀虫剂颗粒经计量后喷射至距离操作人员至少 5m 处，形成条带状气流。

（一）一般要求

1.发动机应安装于该型弥雾机背部的架子上。

2.燃油箱应安装于发动机下方。

3.所有活动部件和排气装置都应加以防护，避免人员烫伤。

4.发动机控制装置，包括停止开关和速度控制装置，应安装于人员前方视线可见处。

5.喷雾器背架应装有防水软垫。

6.发动机的安装固定应有减震结构。

7.该型弥雾机工作时，所有受控部件须有永久的明确标识。

（二）杀虫剂颗粒盛药器

盛药器（储料仓）的设计应能保证杀虫剂颗粒在重力作用下落至输送管。盛药器加注口应至少宽 120mm 以方便装填，同时盛药器应装有滤网以防止大于杀虫剂颗粒的其他颗粒进入盛药器。盛药器应有密封盖。

（三）燃油箱容量

燃油箱的容量大小应能够使发动机在不停机的情况下进行至少 1 小时的现场工作。当发动机以最大转速工作时，每小时的油耗应小于 2L。燃油和燃油混合物的类型应永久标示于燃油箱、燃油加注口盖子或机身上。

（四）背带

该型弥雾机需配有两条带衬垫的背带。每条背带长至少 75cm，且长度可调；宽至少

50mm±5mm。进行吸水性测试时，背带增重不应超过 10%。该型弥雾机靠背材料的吸水性应与背带一致。

（五）杀虫剂颗粒排放系统

来自送风机的气流应通过送风管到达喷嘴。送风管应灵活可调，便于操作人员向某一方向喷撒干燥的杀虫剂颗粒。杀虫剂颗粒的流速应由预置的限流器或限流装置（位于送风管内排放口之前）控制。开 / 关阀安装于送风管（位于操作人员前方）上，用于控制杀虫剂颗粒喷撒。杀虫剂颗粒的喷撒范围不低于 5m。

（六）耐用性

该型弥雾机应在 10 天内至少无障碍运行 50 小时，其中，应包括 1 次不低于 8 小时的无障碍工作时间。

（七）噪声

如果操作人员耳朵附近的噪声超过 85dB，则该型弥雾机应进行永久性标识，说明在作业时需使用护耳装置。

第四章

飞行喷雾器械的技术及应用

　　飞行喷雾器是一种挂载于飞行器上，用于喷雾作业的喷雾装置。飞行喷雾器作为一种高效喷雾装备，可用于大面积农田、果园、林区等地方的草坪除草、病虫害防治、肥料施用等作业；也被用于媒介生物的处置，包括自然疫源地的消毒、杀虫、灭鼠等。相比其他喷雾方式，飞行喷雾器具有喷洒面积大、覆盖范围广、喷洒均匀、速度快、效率高、适应性强（可适应复杂地形）、自动化程度高等优点。此外，飞行喷雾器还可减少药剂的使用，降低环境污染。近30年来，我国、日本和韩国等国家一直在积极发展和使用无人机空中喷洒系统（unmanned aerial spray systems，UASS）。飞行喷雾技术在全球农林种植行业中应用较为广泛，医学领域的研究和应用方兴未艾，值得一提的是，这一技术在军队核、化、生洗消作业中也具备广阔的应用前景。

　　本章所涉及的飞行喷雾器械，指用于媒介生物防控所使用的一类专业的飞行喷雾装置。

　　飞行喷雾器从驾驶方式上可分为有人驾驶飞行喷雾器和无人驾驶飞行喷雾器。从飞行方式上，可分为固定翼、旋翼及其他飞行喷雾器。

　　最早出现的飞行喷雾器，是指固定翼飞机（固定翼飞机即为机翼位置、后掠角等参数固定不变的飞机）、直升机为代表的有人驾驶的喷雾机。在媒介生物控制中，最早是通过对飞行器进行改造确保安全有效的喷雾，进行这类改装时，要求飞行的设备仪器符合航空规范。

　　超低容量（ULV）喷雾技术的发展为使用飞行器控制媒介生物提供了可能，与地面设备应用比较，ULV喷雾技术大大提高了防制效果，特别适合于蚊虫、蚋及采采蝇等大面积的控制，在减少人力、降低成本、提高效率等方面具有极大的优势。飞行喷雾器可以在短时间内进行大面积的作业，迅速控制媒介生物入侵和暴发，扑灭虫媒病疫情。飞行器可以单独使用，也可以和地面设备配合使用，互为补充。

　　在大面积媒介生物控制任务下，飞行器具有省时、省力、高效的优点。缺点是相对于地面设备而言，价格比较昂贵。固定翼飞行器（图4-1）成本较低，直升机喷雾机（图4-2）可以进行地面监测，确定何时何地进行喷药，并且可观察喷雾杀虫的效果。无人旋翼机喷雾机（图4-3）近年来发展较快，具有成本低、控制稳定、自动化程度高等优点，可以基于卫星定位系统对指定区域进行自动化路径作业。

　　早年利用飞机喷雾控制媒介生物的例子很多，WHO在西非进行盘尾丝虫病（onchocerciasis）控制项目时就采用了飞机喷雾的方法。植被茂密、水体丰富的地方是媒介生物成虫的栖息地、幼虫和卵的孳生地，利用飞机喷洒杀虫剂时，喷洒雾滴的弥散性至关重要。因此，在利用飞机喷洒药物之前，首先要对植被高度、温湿度等各项参数进行测定，以确定喷雾参数，使作业达到最佳效果。对于开阔水域，需要较大的雾滴才能使杀虫剂较快沉降于水面或者沉入水中，雾滴粒径过小则容易被气流带走。当水面有植被遮盖时，大部分喷雾药物会沉降在植被表面。因此，在植被较多的水面，最好喷洒颗粒剂。一般而言，空间 ULV 喷洒技术所要求的雾滴颗粒要小于 50μm，这种技术最初应用于控制蝗虫，在非洲也曾广泛使用该技术防控采采蝇（河盲症的媒介生物），效果较好。

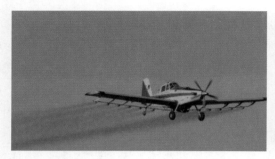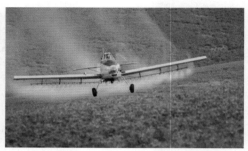

图 4-1　固定翼飞行器

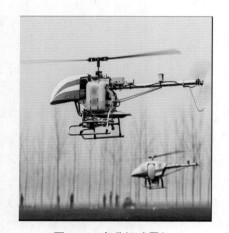

图 4-2　直升机喷雾机

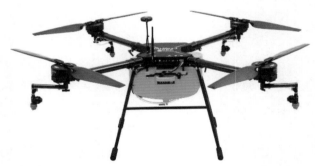

图 4-3　无人旋翼机喷雾机

其他类型的飞行喷雾技术、防控对象及设备的使用参考，见表 4-1。

表 4-1　控制媒介生物使用的飞行喷雾器械设备

控制对象 / 方法	使用的设备	雾粒类型	喷嘴①
蚊幼杀灭	固定、旋翼飞机、直升机	粗雾	横隔膜和中空喷嘴
空间喷洒	固定、旋翼飞机、直升机	气溶胶	旋转喷雾器
	固定、旋翼飞机	烟雾	热燃烧系统

续表

控制对象 / 方法	使用的设备	雾粒类型	喷嘴①
采采蝇	直升机	中等雾 雾滴 150～250μm	旋转喷雾器
空间喷雾	固定、旋翼飞机（直升机用于喷洒河流栖息种类）	气溶胶 雾滴 30μm VMD	旋转喷雾器
蚋幼杀灭②	固定、旋翼飞机、直升机	单一剂量，根据水体面积测量用药量	特制，快速释放系统
蝇类空间喷雾	固定、旋翼飞机、直升机	气溶胶 烟雾	旋转喷雾器 热燃烧喷嘴
滞留喷雾	固定、旋翼飞机、直升机	常量	喷杆和喷嘴

注：①使用时根据产品说明书，选择适宜的喷嘴和雾滴大小；②也包括用飞机喷洒苏云金杆菌

第一节　飞行喷雾器的种类

飞行喷雾器的种类根据其设计和用途可以分为多种类型，包括：无人机飞行喷雾器，由无人机和喷雾器组成，可以通过遥控或自动飞行实现精准喷洒；直升机喷雾器，由直升机和喷雾器组成，通常用于大面积的喷洒作业；固定翼喷雾器，由固定翼飞机和喷雾器组成，通常用于大面积和长距离的喷洒作业；轻型喷雾器，通常由小型飞机 / 无人机和喷雾器组成，适用于小面积的喷洒作业；大型喷雾器，通常由大型直升机 / 固定翼飞机和喷雾器组成，适用于大面积的喷洒作业。

一、无人机飞行喷雾器

无人机飞行喷雾器是无人飞行喷雾系统的载体，作为一种高机动性、精确导航、高适应性、能执行多种类型任务的无人驾驶飞行器，具有造价低廉、机动灵活、部署便捷、续航长等特点。按照飞行平台构型来分，可分为固定翼无人机、旋翼无人机、无人飞艇、伞翼无人机、扑翼无人机等。

固定翼无人机和旋翼无人机较为常见。旋翼机是指一种利用前飞时的相对气流吹动旋翼自转以产生升力的旋翼航空器。它的前进力由发动机带动螺旋桨直接提供。旋翼机必须滑跑加速才能起飞。飞行器的动力可由电池、燃油机及动力电源（有线旋翼机）等提供。

二、直升机飞行喷雾器

直升机飞行喷雾器根据其结构和用途可以分为多种类型，其中包括以下几种。

1. 单旋翼喷雾机　能够在复杂地形和狭窄空间中进行喷洒作业。
2. 双旋翼喷雾机　稳定性和操控性能较高，适用于大面积的喷洒作业。

3.固定翼喷雾机　具有较高的巡航速度和作业效率,适用于大面积和长距离的喷洒作业。

4.直升机吊桶喷雾机　能够在狭小空间进行喷洒作业,适用于山区、丘陵地带等作业场所。

5.水平旋转喷雾机　喷雾机头能够360°水平旋转喷洒,适用于树冠、果园、植物等较高植被的喷洒作业。

三、固定翼喷雾器

固定翼喷雾器根据其结构和用途可以分为多种类型,其中包括以下几种。

1.单发固定翼喷雾机　具有较高的巡航速度和作业效率,适用于大面积和长距离的喷洒作业。

2.双发固定翼喷雾机　具有较高的安全性和可靠性,适用于大面积和长距离的喷洒作业。

3.非常规固定翼喷雾机　有"V"形、倒"V"形等,能够在特定场所进行喷洒作业,如山区、丘陵地带等。

4.垂直起降固定翼喷雾机　能够在狭小空间进行喷洒作业,适用于城市绿化、果园、葡萄园等小面积作业场所。

5.高空固定翼喷雾机　作业高度较高,适用于大面积和高海拔地区的喷洒作业。

四、国内常见的飞行喷雾器产品

国内使用较为广泛的机型主要来自植保无人机的改装和引入。植保无人机在2010年以后逐渐迅速发展。目前我国通用轻小型农用植保无人机主要有"大疆-GST620S""极飞P100-2022""Z-3""大疆MG-1""安阳全丰3WQF120-12型""无锡汉和水星一号"及"广西田园3XY8D型""天鹰-3"中国农业大学研发的单旋翼"CAU-3WZN10A"及多旋翼"3WSZ-15"等。

第二节　飞行喷雾器的结构组成

飞行器喷雾器的工作原理主要是喷雾器将液体或粉末通过喷雾管喷洒到指定的区域或物体表面上。其具体工作流程为喷雾液体或粉末通过液体泵或压缩空气推动进入喷雾管,喷雾管将喷雾液体或粉末(颗粒等)喷出,形成雾状喷洒。飞行器搭载喷雾器在空中飞行,通过控制系统控制喷雾器的喷洒范围和喷洒量;喷洒液体或粉末落到地面或植物上,达到作业目的。飞行器喷雾器的工作原理主要依赖于喷雾器和飞行器的配合和控制系统的精准操作,以实现喷洒效果的最大化。

一、飞机上的杀虫剂喷洒设备

飞机上的杀虫剂喷洒设备要根据控制对象、控制目标及使用药物剂型来选择。选择的设备要能够按照设计要求准确释放药物,并将喷洒药物对环境的污染降到最低,同时对非靶标的生物不能造成危害。药物喷洒系统的布局设计分布见图4-4。

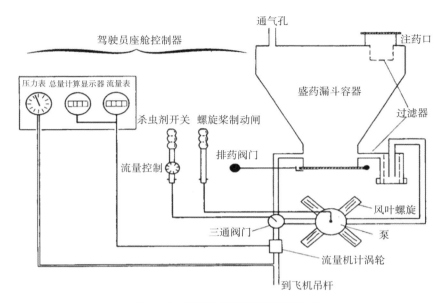

图 4-4　臂架和喷嘴系统部件示意图

药液在液泵的压力作用下从药箱通过管路到达喷头，经液力式喷头或离心式喷头雾化产生喷雾（图4-5）。

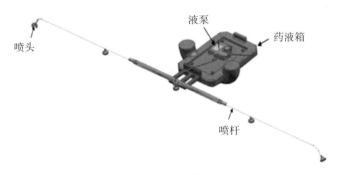

图 4-5　喷雾系统的主要组成

二、飞行喷雾器的药箱

（一）有人驾驶的飞行喷雾器药箱

有人驾驶的直升机或固定翼飞机的药箱，通常安装在飞机的中心位置，以保持飞机的平衡。为保证安全，药箱安装应该具备能快速卸掉或投弃的结构，以便在遇到紧急情况时能方便地卸掉重负。

药箱通常采用不锈钢、玻璃纤维等耐腐蚀材料。近年来，钛合金材料制作药箱逐渐增多，钛合金材料强度高、耐腐蚀、重量轻，适合制作飞机上装载的药箱。

药箱内药液的进出都需要使用辅助泵并采用密封管道输送，以免药液喷溅对飞机造成损坏。飞机上使用的药液输送管道大多是固定的输液系统，连接药箱和飞机的药液输出通路。

药箱体积的大小取决于飞机的载重负荷和爬升能力。药箱过大，载重量会超过飞机的最大负荷；药箱过小，又会降低效率。所以在设计药箱大小时，要根据飞机性能、飞机自重、人员重量等计算出适宜的燃料、杀虫剂载量，充分发挥飞机效能。

一般情况下，固定翼飞机的药箱容量为 500～1000L，大飞机药箱容量也可能达到 2500L。直升机载重低于固定翼飞机，在发动机相同的情况下，直升机载重量比固定翼飞机低 30%～40%。对于较大的药箱，还应考虑空气动力学设计以减少风阻。

（二）无人驾驶的飞行喷雾器药箱

根据药箱挂载位置不同，一般可将其分为以下几类。

1. 下方挂载式药箱　药箱直接固定于无人机机身下方。

2. 两侧挂载式药箱　大部分单旋翼无人机效仿日本雅马哈无人机，普遍使用双药箱的设计方式，即在主旋翼下方机身两侧对称位置各放置一个药箱，并通过管路连通使左右药箱液面高度保持一致。

3. "T" 形插入式药箱　部分机型采用从上方插入式的 "T" 形药箱，可拆卸，此结构简单、紧凑，重心稳定。

4. "U" 形药箱　一些单旋翼无人机采用的是较为独特的 "U" 形药箱，类似于将两侧药箱打通、将无人机机身下部嵌入药箱 "U" 形槽内的结构。

目前，市场上除 "大疆" "极飞" "羽人" 等品牌的少数产品外，其他大多数无人机药箱没有防浪涌与防振荡功能。而飞行喷雾器在作业过程中常有加速、减速、爬升、下降和转弯等操作，这些操作对药液的振荡会影响无人机的平衡，严重时将造成飞行不平稳而发生重喷和漏喷。因此，防浪涌与防振荡装置在药箱设计中十分必要。

三、无人机喷雾器的动力泵

液泵是药液进入管路和雾化的动力来源，飞机上使用的液泵同常规喷雾泵相似，动力来源可以是机动或电动，也可以利用飞机高速飞行时产生的高速气流驱动风叶带动泵体运动。飞机上的电源由飞机自身电力系统提供，空气压力或水压的供能直接来自飞机发动机。在应急情况下，喷雾系统也可以完全独立于飞机动力系统而使用发电机供电，通过电池驱动。

目前，无人旋翼机喷雾系统绝大多数都采用微型电动隔膜泵。微型电动隔膜泵用微型直流电机（额定电压为 5V、12V 或 24V）做动力驱动装置，驱动内部机械偏心装置做偏心运动，带动内部隔膜做往复运动。这一过程会对固定容积的泵腔内液体进行压缩（此时进液口关闭，排液口打开形成微正压）和扩充（此时排液口关闭，进液口打开形成负压），在泵进液口处与外界大气压压力差的作用下，将药液吸入泵腔，再从排液口排出。

微型电动隔膜泵的优点是耐腐蚀、压力高、噪声低，可以用于高黏度药液的吸液和排液，但隔膜泵的脉动工作模式会导致喷雾压力呈周期性脉动而不能实现均匀稳压的喷雾作业。

　　除不能实现均匀稳压喷雾外，其缺点还包括：使用高浓度药液会降低膜片寿命、维修经济性较低，在夏季高温高湿的条件下故障率较高；微型电动隔膜泵的流量和压力通常不会太大，大流量喷雾作业时需要多个泵联用；此外，微型电动隔膜泵通过直流电驱动，只能通过改变电压调整电机转速以改变流量和压力，但这种情况下流量和压力都在变化，不能实现单独的流量或压力控制。因此，需要研发适合于无人机低空低量施药的专用液泵，如采用微型离心涡旋泵，无刷电机驱动泵体并加装流量和压力传感器等，实现对流量、压力等参数的精准调控，延长机器寿命，提升工作效率。

四、药液雾化器

　　飞机上的雾化器和常规雾化器相似，有水压喷嘴、旋转喷嘴、热燃烧系统等。使用水压喷嘴时，需要安装一个横隔膜阻止阀门，以便于根据飞机飞行的方向来定位喷嘴的位置。喷嘴的方向正对飞行方向，且向下倾斜45°时，喷出的雾滴颗粒更小。喷嘴与飞机飞行方向相反时，雾滴颗粒会变大。飞机上使用的雾化器（喷嘴）一般可以旋转，其上有一个旋转盘、盘帽、凹槽或者金属发泡器，该雾化器通过风叶、电动、气动或水压力带动雾化器旋转。风叶驱动的雾化器已被普遍用于控制采采蝇，其产生的雾滴颗粒 VMD 约为 30μm。飞机螺旋桨产生的气旋可以改变雾化后的液体颗粒大小。使用风力驱动雾化器时，飞机必须保持恒定高度和飞行速度来产生理想大小的雾滴，考虑到实际情况，直升机一般推荐使用电动雾化器。在涡轮发动机直升机上，可利用飞机发动机的空气压缩循环来驱动空气驱动雾化器。

　　在无人机喷雾作业过程中，药液经过无人机雾滴雾化装置（喷头）进行雾化，形成一定大小分布的雾滴谱。不管是地面喷雾机还是航空喷雾机，喷头都是杀虫剂雾化的核心部件。目前，无人机主要采用液力式喷头和离心雾化喷头：液力式喷头与传统地面机具上安装的喷头相同，为扇形雾喷头或圆锥雾喷头；而离心雾化喷头大多是采用 20 世纪 80 年代研发的手持电动离心喷雾器的离心喷头，或在此基础上由各无人机生产厂商根据自身机型特点开发的离心喷头。

　　液力式喷头借助液泵产生的压力，使药液通过喷头时在压力的作用下与空气高速撞击破碎成细小的液滴，其雾化粒径主要受喷头压力及孔径的影响。液力式喷头采用微型电动隔膜泵，其优点在于：一是喷雾压力较大，喷雾压力范围 1 ~ 8MPa；二是喷洒系统均采用技术较成熟的地面机具稳压喷雾系统，结构相对简单，成本较低。但它的缺点也很明显，即：雾化产生的雾滴谱宽、雾滴直径差异大、雾化均匀性不佳；无人机无法通过远程控制调节泵压来改变喷雾粒径，只能通过更换不同孔径型号的喷头进行调整；不适用于悬浮剂、可湿性粉剂等传统农药剂型，喷头易堵塞。

　　目前，我国市场上使用的扇形雾喷头包括 Lechler LU、ST 和 TeejetXR 等几个系列，有多个孔径型号的小口径喷头，喷雾角为 110° 或 120°，压力大多在 1.5 ~ 5.0bar，单喷头流量为 0.28 ~ 1.28L/min，雾滴 VMD 范围是 100 ~ 200μm，雾滴较细，广泛应用于大田作物农药及生长调节剂的喷洒作业。空心圆锥雾喷头大多采用美国喷雾系统公司的3、4、6 号 ConjetTX-VK 系列，或德国 Lechler 公司的 TR80-005、0067、01 产品，喷雾角为 80°，在 2.0～5.5bar 压力下，单喷头流量为 0.16～0.52L/min，雾滴 VMD 范围为 100～150μm，适用于果园、葡萄园等冠层密度和体积大的经济作物病虫害防制。

离心式喷头通过电机带动雾化盘高速旋转，通过离心力将药液分散成细小的雾滴颗粒，雾滴粒径主要受电机电压、供液流量、雾化盘特性的影响。离心式喷头的优点有：产生的雾滴粒径更小，直径相差也更小，雾滴谱窄，药液雾化均匀、效果好；离心式喷头可通过电压调整来改变电机转速从而精准控制雾滴粒径；喷洒时适用多种农药剂型，包括可湿性粉剂、悬浮剂、乳油等水溶性较差的杀虫剂剂型。其劣势在于：雾滴没有液压而产生高速初速度，容易受无人机旋翼风场和环境大气流场的影响，如果无人机下旋气流风场不足时，雾滴就极易产生飘移；离心雾化喷头雾化控制的成本相对较高，高转速对喷头电机轴承寿命的影响也较大。

现有的离心式喷头大多是各无人机厂商或配件厂商根据作业需求在 20 世纪 80 年代早期离心喷头的基础上二次开发而成，尚无行业公认的国际和国家标准，导致喷头质量参差不齐，工作性能不佳，雾化效果差等。目前，无人机常用的离心雾化喷头主要是单雾化盘式，代表性产品为山东卫士机械公司开发的离心喷头（图 4-6），在流量为 0.2～0.5L/min、转速在 6000～12000r/min 的条件下，雾滴粒径在 80～100μm，相对雾滴谱宽 RSF（即 DV90-DV10 与 DV50 的比值，数值越小表明雾滴粒径越集中、雾滴谱越窄）为 0.7～0.9，雾滴很细，雾滴谱窄，集中度高，雾化效果好。此外，还有一类多雾化盘式或栅格式离心雾化喷头，代表产品有极飞 P20 型多旋翼无人机上使用的栅格式离心喷头和山东风云航空公司生产的双层离心喷头（图 4-6B）。此种双层离心喷头的测试表明，在 0.2～0.8L/min 流量、5000～15000r/min 转速条件下，其雾滴粒径在 70～150μm，RSF 在 1.0～1.2，产生雾滴更细，雾滴粒径分布集中度更好。

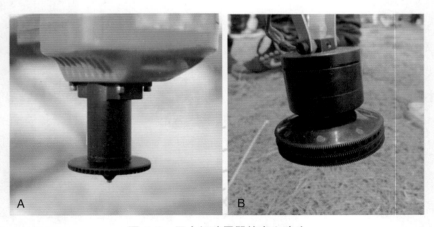

图 4-6　无人机喷雾器的离心喷头

五、飞控系统

对于有人驾驶的固定翼飞机、直升机喷雾系统，飞机的驾驶座舱里必须有相应的仪表指示，为飞行员提供飞机飞行过程中设备运转信息。主要包括：压力调节指示器，可以判断喷雾压力和液体到达喷嘴的情况；流量表，指示药物喷洒情况；旋转计数器，记录旋转雾化器的旋转速度。除此之外，还应该安装对各喷雾设备的控制系统，以便于飞行员在执行任务期间根据情况，对喷雾系统进行调整控制。所有控制器都必须安装在易操作的位置。

无人喷雾器多通过手机应用程序或遥控器进行控制，可控制喷雾的流量、喷雾速率和喷雾颗粒大小等。此类飞行控制系统自动化程度更高，一般通过高效的控制算法内核，精准感应并计算出无人机的飞行姿态数据，再通过主控单元来实现精准定位悬停和自主平稳飞行。

六、固体剂型杀虫药物的喷撒

如果飞机上的喷洒系统安装了用于喷撒固体物质的文氏管（Venturi tube，一种流体流量测定装置）或旋转盘，则装载液体的药箱也可以用作固体容器。对于固体药物的喷撒，原理上要求有一个机械搅拌装置、输送药箱内药物的可调出物口装置及流体流量控制装置。固体药物的播撒辐宽要比液体喷洒辐宽小，因为固体剂型颗粒的大小不同，其喷撒后的颗粒分布也不均匀。使用固定翼或者无人旋翼飞机进行固体药物的喷撒较为适宜。

七、特殊情况下的飞机喷洒设备

媒介生物的种类繁多，控制方法多样，对某些对象，需使用特定设备才能满足特殊剂型的喷洒需要。例如，WHO 在控制盘尾丝虫病的案例中，在湿季较大河流施放药物时，使用了一种乳状黏稠液体，药物的释放扩散需利用河水流动，不能使用喷雾的方法。这种情况下，需要瞬时、定点投放，而且需要事先计算好每个投放点投放剂量。因此，这个特殊的快速投放系统需要一个定量装置从药箱里准确取出药物，然后传送到一个小容器里，随后再被快速投放至河流目标区的上风处。飞机在空中快速飞行，固定翼飞机每秒要有 50L 的投放量才能满足需要。而旱季时小型河流的处理，可以使用直升机喷洒药物，在飞机的后面形成一条药物带，整个河流均会被药物覆盖；也可以使用直升机在孳生地的上空定点喷洒。在这种情况下，直升机的飞行速度非常关键：飞行过快，可能遗漏某些区域；飞行太慢，药物可能重叠喷洒，造成过量用药。

第三节　飞行喷雾器的使用时机和要求

一、无人机飞行喷雾器的使用时机

飞机的调用可以通过当地政府机构协调或与商业公司协商租赁，或者将媒介控制任务委派给有技术能力的公司。在紧急情况下，也可以租用农用飞机或请求军用飞机支援，以迅速控制媒介生物。

媒介生物控制中使用的飞机需要针对控制对象和喷洒制剂的类型进行特殊设计。然而，在一些紧急情况下，也可以对一些小型或中型飞机进行改装，以满足实际需求。这些喷洒设备可以安装在飞机上使用，不使用时又可以方便地拆卸。需要指出的是，改装飞机并非一件容易的事情，通常情况下，改装费用高，并且适配的设备、器材和配件等也需要一定的采购周期和调试测试。改装后的飞机在使用之前必须进行各项试验，并得到国家相关权威部门的认可和允许，才能应用到媒介生物控制中。

二、有人驾驶飞行喷雾器的使用要求

用于喷洒杀虫剂的飞机包含许多特异性的安全技术参数。这些要求包括：具备短距离起飞和降落的能力，视野宽阔，有较强的机动性、灵活性，有在高低不平建筑物上空飞行的能力，有效载重负荷高，有针对应急情况的飞行员安全设备。飞机的部分部件还应该耐杀虫剂的腐蚀，避免杀虫剂泄漏时损坏飞机结构，机身的设计要满足观察和检修的便捷性，飞机操控要简单易行。

大型飞机适合于在开阔、相对平坦的场所进行地毯式喷洒。如在广阔的非洲草原上，对热带稀树大草原进行采采蝇控制，此类喷雾器可以有效解决快速覆盖地面的问题。

如果在人群密集的区域使用飞机空中喷洒药物，最好是使用双发动机的飞机，以增加安全系数。如若使用单发动机，则必须具有爬升能力灵活、良好机动性和安全性等性能。随着航空技术迭代发展，使用涡轮发动机的喷药飞机也开始出现。

三、直升机喷雾器的使用

直升机开展药物喷洒作业时，可覆盖固定翼飞机的任务类型。直升机的优势在于其灵活机动性，可以保持较慢的飞行速度，从而使得药物定点投放、准确喷洒；直升机可以从陆地上任何地方垂直起飞和降落，也可以利用车辆或者拖车作为起落平台；直升机在补充燃料、药物时，可以方便地降落在目标区域。某些任务，直升机相比于固定翼飞机具有技术优势，如在比较狭窄弯曲绕行河流地形中控制蚋（Simuliidae）的幼虫或采采蝇时，固定翼飞机往往很难接近目标并准确喷洒药物。

如果由媒介生物控制部门人员使用直升机进行药物喷洒，还需特别注意以下方面：化学药物的装卸，飞机携带各种化学药物时的飞行途经区域，运输速度，在地面多尘土条件下的操作，盘旋飞行时的最大高度及载重量，机上乘坐人员的数量，携带的设备数量。对于涡轮直升机，在凹凸不平的地形上空作业时，飞机上应该安装有高空刹车装置（high-lift skids），在尘土较多的条件下，还应该安装有粉尘分离器。

针对小面积区域性作业，可选择使用小型活塞发动机直升机，而对于作业面积较大或需长途飞行时，则需借助大型直升机。当需要同时考虑运送工作人员、运载药物或运输燃料来执行任务时，小型直升机则不太适宜。例如，8人参与该任务，携带1000kg药物及燃油，则可考虑大型的双缸发动机直升机。如果采用车辆装载飞机运送到执行任务地点的方案，则可以选择双翼螺旋桨直升机，因为在运输过程中，直升机的双翼可以通过前后重叠，与车辆成平行线而缩短其宽度。

螺旋桨直升机在低速飞行或者定点盘旋时，产生的向下气流可以对杀虫剂加压，使杀虫剂颗粒穿透灌木丛，有利于杀虫剂发挥作用。直升机的尾翼也有相同的作用，可以利用尾翼的推动力扩大有效杀虫区域。

在更大规模的媒介生物控制任务中，可以采用固定翼飞机、直升机混合飞行作业方案。此时，要注意选择相同发动机类型的飞机和直升机，这样只需准备一种燃料。如果经常使用一种类型的飞机来运送作业人员，则要考虑到飞机的巡航速度和喷洒药物之间的轮流转换是否吻合协调，这一点也非常重要。

第四节　飞行喷雾器的维护与保养

一、有人驾驶飞行喷雾器

负责飞机喷雾操作的人员需严格按照媒介生物控制专业人员提出的杀虫设备技术规范要求来操作药物喷洒设备。这些要求包括飞机上应该安装何种喷雾设备，确定药液箱的容积大小、杀虫剂雾化器喷出的雾滴颗粒大小范围、喷雾设备的流量大小、固体药物喷撒量、飞机喷雾的喷幅宽度等。喷雾设备的仪器指示仪表都有其特殊性，操作人员须熟练掌握。

在飞机进行喷药之前，需要对设备进行校准和调节。此项工作需要飞行员、机组人员和媒介控制专业人员共同参与完成。需要测定的参数包括药物的流量、雾粒大小、液体压力和喷雾器旋转速度等，对一些技术参数的测定往往需要特殊的仪器和技术，还需要机械工程师在飞机作业阶段经常性、周期性对仪器设备进行校正和调试。对喷药设备和系统的检查调试，媒介控制专家须在现场，飞机上所有喷药设备应校验确定没有问题并符合媒介控制任务要求后方可开始工作。验证飞机喷雾系统也可以根据喷药的设计预案，计算飞机喷洒杀虫药物的时间，从而进行判断。发现有任何问题都要向工程师和机组地勤人员报告。

飞机的检修维护至关重要。飞机的安全直接关系到机组人员和其他相关人员的生命安全。飞行员必须有国家航空权威机构的资质，并在国家航空权威机构取得注册认证。

对于确定进行飞机喷雾的项目，必须将整个飞机喷洒操作流程写成手册，包括使用的喷雾设备、操作步骤和维护程序。在签订飞机喷洒合同之前，手册的内容应该得到媒介控制专家的认可，并作为以后对设备操作实施监督的依据。设备的定期检修维护对正常作业至关重要。检修时间的长短，以飞机检修的人工小时数大于活塞泵和直升机的工作时间为标准。根据以上要求，执行项目的机组人员和签订合同的单位需确定检修时间表，以保障在不影响整个媒介控制任务实施的同时又有足够的飞机检修时间。

喷药设备的性能关系到媒介控制任务能否完成，维护项目一般包括设备检查、清洗、保养、维修和校准调试等。飞行员无须完成这项工作，喷药设备的维护工作由飞机工程师承担。如果工作量很大，还可以专门配备一个设备工程师。设备维护时间表要建档记录，表 4-2 是一个典型的维护检修记录时间表。

表 4-2　有人驾驶飞行喷雾器维护检修的记录时间表

飞机类型	维护时间（人工小时 / 每小时飞行）
固定翼飞机	
涡轮发动机	0.25
活塞发动机	0.50
直升机	
涡轮发动机	1.00
活塞发动机	2.00

杀虫药物喷洒设备应该在每次飞行之前检查，如果条件允许，对喷雾系统应该先使用清水进行喷雾试验，查看设备和所有部件是否正常工作。为检测检查需要，地面应该建立一个检修站台，如安装一个地面风力泵，在飞机飞行时，观察喷雾头喷出的雾粒。飞行完毕，同样要进行检测。飞行人员每次飞行后，应将出现的故障以书面形式报告给工程师。

要全面检查飞机上的喷雾设备有无故障，就要对部分部件进行拆卸，某些部件可能与飞机结构相连。显然，对飞机上设备的维修检查必定会影响飞行任务，因此，在对飞机上设备进行检查时需合理安排时间。为了便于维修检查，可以将喷雾设备安装在一个底座上，形成整体模块，以便在需要检查或者维修时整体移动。

喷撒固体制剂后，设备的清洗首先应尽可能把药桶和输药管道内的药物清理干净，然后将所有管道和喷药系统用水彻底冲洗干净并晾干。药箱需保持干燥。

常规的设备维护保养计划应根据使用的药剂剂型和整个设备的使用频率来确定（表4-3）。设备中的某些部件，如垫圈，衬垫、密封等易损件要经常检查更换；每次使用时应注意驱动轴等连接部的润滑。塑料或橡胶质地的管道很容易被杀虫剂腐蚀，磨损、日照、溶剂溶解都会造成这些部件的破裂。对这些管道的检查方法是将管道接在高压水龙头上，扭曲管道后，看是否有鼓包、喷水等现象；发现管道破损或出现瑕疵，应立即更换；螺母、螺钉和卡扣等连接处应定期检查稳固性，包括喷雾设备与飞机的连接结构等。应急情况下使用的药液快速释放装置，应作为常规的检查项目，在飞机正式工作之前，先用水代替药物进行地面和空中的释放试验。

一般情况下，大型维修检查工作是在一个季节结束后进行，在使用频率很高的情况下，则应该在一项任务结束后进行。大型维修是指将整个喷雾系统从飞机上拆卸下来，对设备的内外零部件进行逐个检查、清洗、润滑、更换损坏或者易损部件等。进行大型维修时，应在维修车间内进行，并保证足够的零配件供应。一般情况下，备用零部件的量按照整个喷药系统价值的 10% 来准备，在订购喷雾设备时，就应该同时订购零部件。机械师应负责零部件的订购。

表 4-3 喷洒设备维护保养时间表

季检查		1. 喷雾设备从储存库取出，检查设备各个部件在长时间存放后有无损坏，如果需要，必须进行更换 2. 检查与飞机连接配合的设备和部件的连接状况，并进行起飞和空间功能测试，测试时使用清水即可 3. 对药物流量校准的设备，要进行功能、压力和流量等参数的测试检验
日常检查	起飞前检查	1. 确保喷雾嘴、雾化器等部件的紧密连接和可靠 2. 制定飞行路线、必要的维护保养和服务操作规程 3. 对所有设备的附属装备进行安全检查 4. 检查软管和硬管路的连接，确保锁扣等装置安全无误 5. 确保所有的附属控制设备能正确运行，如旋转风扇的角度、流量设置、阀门位置等 6. 确保飞行员在座舱里能够完全控制所有的应用设备，特别是开关、投放控制机关 7. 准备并确保机组人员有适合于药物喷洒时使用的防护服和防护设备 8. 给飞行员下简短的指令，检查应用设备的调节是否到位
	日检查	1. 检查机组人员飞行记录，发现应用设备问题，及时进行必要的维修和调整 2. 清洗药物桶及容器，以及所有喷洒系统。注意：药液不得在喷洒系统内留存至第 2 天 3. 剩余的药物要安全处理和储存 4. 对所有设备进行外观检查，对任何疑似故障部位进行必要的维修
	周检查	1. 对飞机内外结构的腐蚀、磨损进行检查，特别要注意飞机的承载部件和线路元件的检查。该项检查需要拆卸设备。发现有任何损坏，必须进行记录和维修 2. 对校准、控制系统进行测试，确保压力、流量等运转正确
	月检查	1. 在周检查的基础上，拆除喷洒设备所有的运动部件，包括泵、阀门、雾化器等，检查其磨损的程度，更换所有磨损及损坏的部件 2. 对所有的易损件要提前准备，以备用于下个月的更换使用
季末检查		1. 对安装在飞机上的所有喷洒设备进行拆除，检查飞机的结构有无物理和化学损伤，对所有检查结果做出报告，并对有可能发生损坏的部位进行分析 2. 拆除和清洗所有喷洒设备部件，进行安全保存，防生锈，防丢失。在各部件上标注编号、维护保养人、日期等 3. 预定和购置必要的备用零配件，以备下一个季节工作使用

大型维修检查工作是执行喷药任务的重要保障。此外，地面机械师仍应为临时检修预

备适当工具和配件。喷药机组要配备熟悉设备的人员，以备临时故障发生后及时解决问题，不至于喷药任务中断，延误时机。如果发生故障，飞行员返回地面后，由工程师进行检查，判断故障并做适当处理。对于在飞行中出现的临时故障，如果怀疑会影响到飞行安全或者喷药区域内人群，则最好不做维修，立即返航，特别是药箱缺药、应急药液释放系统失灵或者功能出现故障、飞机上安装的喷药设备出现松动等情况。飞行员最终决定飞行安全，在上述情况下，飞行员应该立即返回地面，由工程师对设备做适当的维修。

二、无人机飞行喷雾器

1. 遥控器　避免水、药液进入遥控器；运输时应将天线折叠，避免折断。

2. 机身　机身内部有很多精密电子元件，清洁机身时应使用湿抹布，切勿用水直接冲洗。根据工作频率定期清理机身进气口过滤网，保证内外气流通畅。根据工作强度，定期将各部件螺丝锁紧。电池闲置时，一般每 1～2 个月完成一次充放电，电池应定时慢充，避免高温充电。螺旋桨应根据磨损情况，及时更换。

3. 喷雾系统　喷雾系统包括药箱、水泵、水管、滤网和喷头等。在每次作业完成后要进行以下工作。

（1）用湿抹布清理机身、电机、螺旋桨、支架等。

（2）用清水清洗药箱，将少量清水倒入药箱，开启水泵冲洗喷雾系统管路，重复 2～3 次，直至清水用完。

（3）定期检查动力系统是否正常工作，及时排除隐患。

（4）定时清理水泵的过滤网，避免堵塞。

第五节　飞行喷雾器使用的安全性

一、有人驾驶飞行喷雾器

在飞行喷药过程中，所有参加喷药的机组（工作）人员的安全是放在第一位的。在一项飞机施药任务中，往往涉及多架飞机，因此机组（工作）人员安全保障要有专人负责，并形成作业程序。

飞行员从进入驾驶舱就必须全程佩戴安全头盔及全封闭的安全带。对于地面人员，由于杀虫剂有毒，因此需要有适当的防护措施，防止空中漂浮的杀虫剂直接接触人体并进入体内而导致药物中毒。防止飞机上操作人员的药物中毒更为重要，飞行员不能做混药、装载药物等工作，避免药物暴露导致的飞行安全隐患。

地面人员在进行药物装载和混合药物工作时，要严格执行操作规定流程，上岗前要对药物处理、防护服穿戴做全面培训。不同杀虫剂、相同杀虫剂不同剂型的毒性也不一样，在进行药物混合、装载时，操作人员应了解其潜在的危害，掌握应急处置方法。在大规模的飞机喷药项目中，需要提前和当地的医疗机构联系，万一出现药物中毒，能够及时开展救助。在同医疗机构联系时，需要告知飞机喷药使用的杀虫剂类别，以供其可针对杀虫剂的种类预备解毒剂和做好相应的应急准备。一旦发生杀虫剂药物中毒，应立即将中毒者送往医院并告知医护人员药物接触情况。一般情况下，正规杀虫剂的包装上均有关于杀虫剂有效成分、中毒暴露途径及解毒方法的详细说明。

杀虫剂的浓缩溶液及溶剂的测量及混合，应在密闭容器里进行，稀释好的药液应使用无滴漏连接的泵将其泵入飞机药液箱内。飞机喷药设备上更换下来的垫圈不得随便丢弃，沾染杀虫剂的部件要用碱水浸泡进行安全处理，杀虫剂包装瓶、容器应毁形，避免遗留及二次使用。对上述废弃物可以采取安全回收程序，避免对农作物、野生动物、水体及人群带来污染。

杀虫剂的空中喷洒，不仅会对喷洒药物的人员造成危害，还会对喷洒药物地区的人群造成伤害。现行的卫生杀虫剂已不再追求长效毒性，对人群危害风险也大大降低，但是，人群偶尔暴露于空中喷洒的大剂量杀虫剂，或者重复暴露于含有杀虫剂的气溶胶中时，仍可能出现杀虫剂中毒，尤其是体质较弱的老年人、儿童及孕妇等人群。因而，为避免空中喷洒杀虫剂对目标区域内人群的影响，在进行空中飞机喷药之前，要通知当地人群尽可能暂离药物喷洒区域，或者要求人群进入房间，关好门窗，在药物喷洒后 15 分钟内避免户外活动。任务负责人有责任在进行飞机喷药前发布公告，解释飞机喷药的目的及注意事项。

进行空中喷洒杀虫剂时，必然也会对非目标的昆虫产生一定影响。因此，媒介生物控制人员要对副作用进行调查和评估，一旦决定了使用杀虫剂的种类和剂型，在施药范围内要有监测程序，以便在喷药时尽可能把对非目标生物的药物危害控制在允许范围内。大部分生物群落在一个地区是相互依存的，以食物链形式存在。因此，对于某种生物群落而言，即使不是由于杀虫剂直接产生的危害，也会由于食物链的中断而受到影响。

负责人应采取措施确保上述影响在可接受的范围内。飞行员或操作手（特指操作飞行喷雾器等无人机的专业操作员）在条件不适宜喷洒杀虫剂的情况下要停止飞行。

二、无人驾驶飞行喷雾器

无人飞行喷雾器的驾驶，要求驾驶人员离开起飞区域，在上风向操作飞机，一般不需要做特殊防护。但操作过程一般需要两人，一人负责辅助驾驶，另一人负责警戒，以免有人闯入作业或起降区域，并做好无人机电池、药箱的更换等工作。

操作手需要了解执行喷雾的地块或准确的坐标位置，通过地面标定或者在地图上标记的方法掌握具体位置，并且需要确定并标记飞行高度中可能的障碍物，再通过自动生成的作业航行，执行自动化作业。一般情况下，起飞后操作手不再主动控制。

关于无人驾驶飞行器的基本要求，国内用于处置媒介生物的无人机多数是从植保无人机引入的，因此根据植保无人机的使用要求，操作人员应取得相应的驾驶资格。无人机必须在不限飞的区域飞行，且要避开机场、火车道等重要设施以及人口密集区域等。此外，飞行时还要注意风速、气流、风向等因素，在电磁辐射复杂、能见度低等复杂环境下，应谨慎飞行。相关具体要求汇总见表 4-4。

表 4-4　无人机相关要求汇总

类别	要求	备注
操作人员	持 V 类驾驶员执照，或持植保无人机生产企业自主培训考核后颁发的资质证明	1. 驾驶员应当年满 16 周岁 2. 植保无人机生产企业应获得农业农村部认可，才有资格颁发资质证明
植保无人机	1. 必须做实名登记 2. 必须在机身明显位置粘贴登记号和二维码信息	1. 必须确保无人机每次运行期间均保持登记标志附着 2. 登记号和二维码信息不得涂改、伪造或转让
营业性机构	使用植保无人机开展航空喷洒（撒）应当取得经营许可证，未取得经营许可证的，不得开展经营性飞行活动	1. 申请人为企业法人 2. 设备已经完成实名认证 3. 具有行业主管部门或经其授权机构认可的培训能力（仅培训机构） 4. 投保驾驶航空器地面第三人责任险
适飞区域	位于轻型无人机适飞空域内，真高不超过 30m，且在农林牧区域的上方。植保无人机在适飞空域飞行，无须申请飞行计划，但需向平台实时报送动态信息	不可作业的区域： 1. 机场净空保护区内 2. 国界线到我方一侧 5000m 上空 3. 军事禁区及周边 1000m 上空 4. 铁路及高速沿线 50m 范围内
区域性要求	符合《新疆维吾尔自治区民用无人驾驶航空器安全管理规定》	在遵守国家相关管理要求的同时，必须熟悉地方管理政策
临时性要求	一些特殊时段内的运行要求，应注意遵守	两会、重大会议、庆祝活动、特殊地区等都会有一些临时性规定

三、飞行器喷雾器项目的组织与安排

空中飞机喷洒杀虫剂用于媒介生物控制的成功与否，很大程度上取决于整个项目的组织和安排。签订飞机喷洒合同应该包含以下要素：可以提供的喷药飞机的数量和型号，包括备用飞机；进行飞机喷洒的飞行时间，以及完成项目所需要的周期；公司在进行喷洒任务时所配备的高素质和有经验的人员数量，组织结构和责任分工；承包人所能提供的其他设备和工具；服务价格，通常以飞行小时加额外小时计算。

项目人和承包人之间应明确权责，如燃料的供应、飞机起落场地的提供并约定违约责任、发生不可抗拒力后的处理方式；同时，应约定承包者与组织方在发生纠纷后的争议解决方式；在签订飞机喷洒药物合同时，可寻求专业法律人士的帮助。

在飞机喷洒杀虫剂的项目中，费用的计算通常包括两个方面：固定费用，包括所有的支出，如利息杂费、保险、贷款偿还、折旧、机库停放和操作人员的固定薪水（一般以年薪表示）；直接操作费用：指仅在飞机飞行时所产生的费用，包括燃料费用、设备飞机维护费用、地面支持费用、飞行员飞行工资和奖金及工作人员加班费。总费用通常以飞行每小时费用表示。

驾驶一架喷洒杀虫剂的飞机，每年的总支出可用以下公式表示：

总费用＝固定费用＋（直接操作费用 × 使用时间）

其中，"使用时间"是指每年飞机飞行小时数。

飞行每小时的总费用计算可以用以下公式表示：

每小时总费用＝（固定费用 ÷ 使用时间）＋直接操作费用

通常情况下，需要计算两架或多架不同类型飞机喷洒杀虫剂时的相对费用，以完成一项媒介控制任务或目标。此种情况下，每种飞机的费用计算公式如下：

项目费用＝每小时的所有费用 × 项目时间

项目时间，即完成整个药物喷洒任务所需要的总时间，以"小时"表示。上述公式中，不同的飞机有不同的参数。可以用计算器或计算机编程，进行费用估算。

控制媒介生物需要大量资金投入，包括飞机本身的费用和使用杀虫剂的成本。因此，整个项目必须周密计划。在项目计划中，必须确保杀虫剂施用的时机、地点的准确性，并尽可能缩短飞行时间以节约成本。同时，还要确保媒介生物控制效果达到最佳。

飞行计划应该由媒介生物控制专业人员制订，与飞行（操作）人员协商并同政府部门联络。计划一般会受民用航空、政治因素和军队相关部门制约，在制订计划时需提前联络获得许可。飞行员应提前了解整个飞行大纲，飞行大纲应以文字的方式告知飞行目的，提供飞行图，标明准确的施药方位和目标区域。飞行大纲中还应该对影响杀虫剂喷洒时的不可控因素，如气象因素变化参数等做出详细说明。

在使用有人驾驶的飞行器进行作业时，项目组成员需要通过高频率无线电与飞行员保持及时联系，以确保作业的顺利进行。在飞行员进行航飞之前，必须实地考察目标区域，并确定目标区域的准确位置，必要时可以在地面和空中设立标记或使用无线电灯塔等工具，帮助飞行员在目标区域内进行作业。

媒介控制项目的评估由专业的媒介生物控制人员承担。除了昆虫学评估之外，还应该观察评估飞行员（操作手）的航飞水平以及飞机和喷药设备的性能等。在飞行过程中，需要详细记录飞行的时间和杀虫剂的用量，并与合同中有关飞行员（或操作手）或承包人承诺的条款进行比较，以确保符合合同要求。同时，应该向飞行员（或操作手）提供飞行指南或导航手册，以帮助其在飞行时对目标区域进行完全覆盖。

有人驾驶的飞行喷雾机可以通过地面标记进行引导，例如气球、有颜色的旗帜或灯光。在视线不好或出现死角的情况下，可以使用无线电灯塔进行指示。灯塔由地面人员控制，在飞机飞行到该区域时，飞行员利用对讲机通知地面人员开启灯塔。地面标志对飞行员非常重要。此外，飞行员也可以将地面上的固定特征作为参考物，例如在对蚋进行控制时，河流是最明显的参考物。在城市上空，街道建筑物可以作为标志参考。一般情况下，标志物采用彩色气球、旗帜或灯光闪烁装置。无线电灯塔指示通常应用于距离较长的情况下，例如在大面积控制采采蝇时，飞行距离超过 100km。如果处理面积非常大，则可以采用定点飞行，飞行高度达到 100m 或更高，按照无线电灯塔指引，由一架或多架飞机在飞行高度上依次进行喷药。

第五章

卫生杀虫器械产品的使用与保养

卫生杀虫器械样式不一，功能各异。如果不能正确使用卫生杀虫器械，不但达不到预期的杀虫效果，还会造成杀虫剂的浪费和器械的损坏。另一方面，卫生杀虫器械的保养同样重要，通过定期、正确、有效的保养，可以最大化发挥器械的性能，延长器械的使用寿命。本章介绍了常见型号卫生杀虫器械的通用使用方法，以及维护与保养方法。

第一节　背（肩）负式手动喷雾器

一、常见产品类型

目前，市场销售的背（肩）负式手动喷雾器外观相似，材质基本以聚丙烯（polypropylene，PP）、聚乙烯（polyethylene，PE）塑料为主，还有不锈钢材质，每个系列包括多个药液桶容量和型号。

背负式手动喷雾器的外形基本与图5-1A所示产品相似，容量以16L最为常见，也有15L、18L和20L等。肩负式手动喷雾器，外形与图5-1B所示产品类似，容量从3L到11L不等。

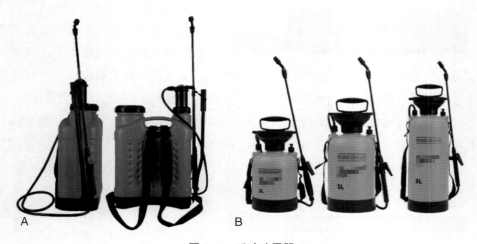

图 5-1　手动喷雾器

A.背负式手动喷雾器；B.肩负式手动喷雾器

二、使用方法

背（肩）负式手动喷雾器的安装和使用方法比较简单。

对于背负式手动喷雾器，首先安装喷杆，注意要先放入相应的密封圈后再拧紧；然后安装背带，安装时将背带的卡扣与底部固定端扣牢后，将背带再次穿过卡扣，然后拉紧。准备开展作业时，拧开药液箱盖，加入提前配制好的药液，或者先向药液桶中加入少量水，再加入杀虫剂，然后加水至所需刻度，最后充分晃动药液桶，得到混合均匀的杀虫剂药液。两种情况下，药液和水均需要通过滤网进入药液箱，以保证滤除可能存在的杂质，避免喷雾器喷嘴堵塞。将喷雾器背好后，握住手摇杆上下打气，加压后进行喷雾。在喷雾过程中，需要及时打气，补充药液箱中的压力。

对于肩负式手动喷雾器，喷杆与肩带的安装方法与背负式手动喷雾器大同小异。在加入药液前，握住打气棒，对准卡扣向下按压，逆时针旋转拧开打气棒后抽出；通过滤网加入药液，然后插入打气棒，顺时针拧紧。握住打气棒手柄上下打气，感觉药液桶内的压力足够以后，背好喷雾器开始喷雾。同样地，在喷雾过程中，需要及时打气，补充药液桶中的压力。若作业完毕而药液桶内仍有压力，可以通过药液桶加注口旁边的安全阀释放桶内压力，这样更加安全。

此类喷雾器的喷嘴一般可进行旋转调节，使喷出的药液能够在柱状和雾状之间转换，如图 5-2 所示。

同时，此类喷雾器的喷雾手柄一般可锁定（图 5-3），方便长时间作业。

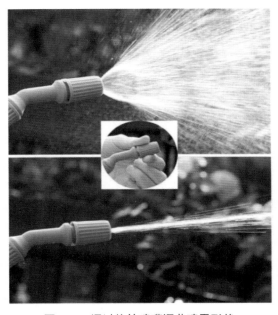

图 5-2 通过旋转喷嘴调节喷雾形状

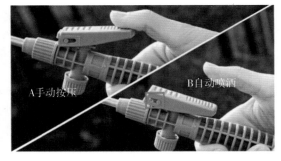

图 5-3 喷雾手柄锁定

杀虫作业完成后，如果药液有剩余，须倾倒至指定回收容器或地点。

三、维护与保养

背（肩）负式手动喷雾器结构简单，使用方便，其正常开展杀虫作业的关键在于通过垫圈来保证各个连接部位的密封性。如果在使用过程中发现药液渗漏，可能是长时间使用后该部位发生了松动，先尝试拧紧；如果渗漏情况没有改善，则需购买对应的垫片进行更换。

作业完毕后，应冲洗药液桶，冲洗完成后向药液桶内加入适量清水，拧紧桶盖或打气棒后充分晃动药液桶，之后喷洒至少 2～3 分钟以清洗管路和喷嘴；最后倒出余水，清洗滤网，并用湿抹布擦拭喷雾器外表面，收纳保存于干燥阴凉处。

第二节　背负式电动喷雾器

一、常见产品类型

手动喷雾器的缺点之一在作业过程中，药液桶压力会逐渐下降，需多次手动加压才可以完成作业。随着电气化普及，出现了以充电电池和电动泵（隔膜泵）为动力源的电动喷雾器（图 5-4）。为方便使用，节省体力，部分背负式电动喷雾器还配有可拆卸的两轮车架（顶端有手柄）以装载药液箱，因此也可以称为手拉式电动喷雾器。还有一些型号的背负式电动喷雾器以独立风筒代替了喷杆，风筒配备独立电池或直接由喷雾器电池供电，可以形成流量更大的喷雾。此外，针对狭小空间应用场景，有研究机构将喷雾器药液箱更换为背囊，研发了背囊式电动喷雾器，具有小巧轻便的特点。

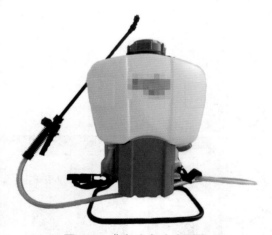

图 5-4　背负式电动喷雾器

考虑到背负式电动喷雾器可能出现电气故障或电池电量不足，影响应急情况下的使用，市售产品中还有背负式电手动两用喷雾器，其外观与背负式手动喷雾器十分相似，电池一般位于药液箱下方。

二、使用方法

在使用背负式电动喷雾器前,应确保电池电量充足。背负式电动喷雾器药液箱构造与背负式手动喷雾器相似;对于部分不标注液位标识的背囊式电动喷雾器,应提前将药液配制好后再加入背囊。

配有独立风筒的电动喷雾器,独立风筒的进液口通过转换件连接喷雾器的出液口;风筒的驱动可通过电源连接线直接连接喷雾器或者连接装于风筒内的锂电池(详见产品说明书)。

背负式电动喷雾器通过机身或喷雾手柄上的开关控制启停,喷雾大小(即流量)通过机身或喷雾手柄上的旋钮控制。

三、维护保养

背负式电动喷雾器的维护保养需注意充电模块的维护与保养。大部分电动喷雾器的充电口带有保护盖,但是仍应注意避免水和药液的飞溅;如果充电口沾染了水或药液,必须擦干后方可充电。另外,长期不使用时,至少每 2 个月需要对充电电池充满电一次。

第三节　电动超低容量喷雾器

一、常见产品类型

对于空间喷洒,通常采用超低容量喷雾技术,产生可以悬浮于空中的均匀微细雾滴,使杀虫剂直接作用于飞行害虫体表将其杀死。电动超低容量喷雾器就是能够产生这种喷雾的器械。

此类电动超低容量喷雾器外形不尽相同,价格差异较大。根据供电方式,可以分为插电式(交流电源)电动超低容量喷雾器(图 5-5A、B)和电池式(直流电源)电动超低容量喷雾器(图 5-5C)。

二、使用方法

超低容量喷雾器对所使用杀虫剂的剂型有严格要求。可以使用的剂型包括超低容量喷雾专用剂、水乳剂、微乳剂和乳油剂,不可使用的剂型包括可湿性粉剂、悬浮剂和微胶囊剂,剂型误用可能堵塞喷嘴。

电动超低容量喷雾器的使用较为简单。提前配制好杀虫剂药液,加入药液箱(勿超过最高液位线)并拧紧药液箱盖,插电或确保电池电量充足后,即可打开喷雾开关进行作业。在作业过程中,可以通过流量调节旋钮(阀)调节喷雾流量及雾滴大小。作业结束时,先将流量调节旋钮(阀)调节至最低速,然后再关闭喷雾开关。若杀虫剂药液有剩余,在断电的情况下将其倾倒至指定回收容器或地点。

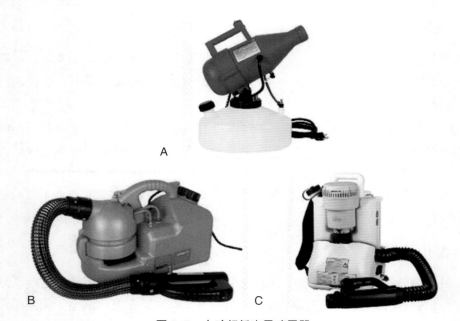

图 5-5　电动超低容量喷雾器
A.插电式（药液箱同时作为底座）；B.插电式（一体式）；C.电池式

　　使用电动超低容量喷雾器进行室外作业时，应选择清晨或傍晚，此时蚊虫最为活跃。作业时，理想风速是 5 ～ 10km/h，当风速大于 15km/h 时，药液会迅速挥散，影响作业效果。喷雾时，应尽量保证喷雾器与胸部齐高，从喷雾区域的上风口开始顺风喷雾，使药液有效施放于整个区域。

　　另外，在室内作业过程时，应确保作业区域内无其他人或动物、无易燃易爆品，关闭门窗，并且保证喷雾完成后 1 小时内不使用空调和风扇；喷雾时，从里向外沿出口方向喷雾，喷雾器喷嘴和物体之间的距离至少为 1m。

三、维护保养

　　电动超低容量喷雾器如果发生渗漏，需要检查密封圈、垫圈、软管连接处等，必要时更换备件；如果电机发生故障，则需要请专业人员进行检查与维修。

　　电动超低容量喷雾器保养的注意事项如下：

　　1.喷雾作业前，应使用正确的杀虫剂剂型提前配制药液，充分混匀后加入药液箱，不得空机运转。

　　2.喷雾作业时，避免频繁开关喷雾器，降低开关、电机等零部件损耗。

　　3.喷雾作业后，须清洗药液箱，最后再次加入适量清水，并喷雾至少 2 ～ 3 分钟以清洗管路和喷嘴。

　　4.电动超低容量喷雾器的滤网结构应不定期清洁，包括加药口滤网、进气滤网等，使用流动水冲洗干净，晾干后装回。

　　5.对于插电式电动超低容量喷雾器，电源线不可缠绕打结，避免锐物划伤；对于电池式电动超低容量喷雾器，充电时应使用专用充电器，长期不使用喷雾器时，至少每 2 个月充满电一次。

第四节　背负式机动喷雾机

一、常见产品类型

机动式喷雾机通常使用汽油或汽机油混合物作为燃料，为喷雾作业提供动力，部分机器还可以实现喷粉功能。根据发动机的工作原理不同，这类器械有两冲程和四冲程之分，但是外形和结构相似（图 5-6）。

二、使用方法

使用二冲程喷雾机时，首先需要严格按照喷雾机说明书上的要求配制汽机油。例如，配制材料为 92 号汽油、二冲程摩托车机油，汽机油比例为 25 ∶ 1。配制时需要使用图 5-7 所示的配比壶，该配比壶分为机油部分和汽油部分，分别有独立的加注口，上端有联通桥。机油部分和汽油部分的外表面有相应刻度，配制时，找到所需配比下方的刻度，然后分别加入机油和汽油至该刻度，之后分别盖上盖子，摇晃配比壶，使之均匀混合即可。

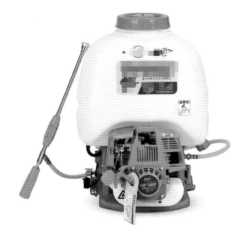

图 5-6　背负式机动喷雾机

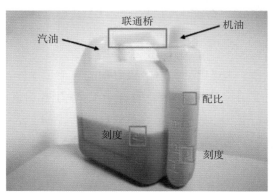

图 5-7　二冲程喷雾机的汽机油配比壶

使用四冲程喷雾机时，按照说明书要求，分别从汽油加注口（即油箱口）和机油加注口加入汽油和机油。机油加注口紧挨汽油加注口，加注口盖下方连接机油尺，用于测量机油液面。所加入的机油必须为四冲程机油，不可过多，以喷雾机放平时机油尺接触到机油液面为准。

完成汽机油配制后，配制杀虫剂药液加入药液箱并拧紧药液箱盖，然后启动喷雾机。启动分为冷机启动和热机启动，前者是指使用喷雾机时的首次启动，后者是指使用完毕，短时间关闭喷雾机后的再次启动，此时发动机尚未冷却。二冲程喷雾机和四冲程喷雾机的启动方法相同，冷机启动的步骤如下所示（图5-8）：①关闭风门；②充分按压启动注油器（油泡），直到油管内充满油；③将油门拨至1～2挡；④快速拉动启动拉手（至少一臂长），直至启动；⑤启动后慢慢打开风门；喷雾机低速运转2～3分钟后，调整油门，进行喷雾作业。

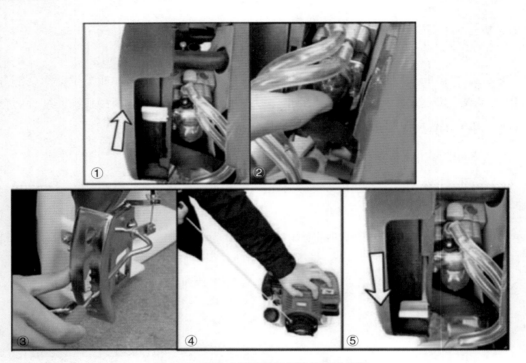

图5-8　背负式机动喷雾机冷机启动步骤

对于热机启动，将冷机启动的第1步操作改为打开风门。

使用完毕，需要关闭背负式动力喷雾机时，首先将油门拨至最低档，使喷雾机怠速运行2～3分钟，然后按下熄火按钮。若杀虫剂药液有剩余，通过排液口将其排放至指定回收容器或地点。之后，向药液桶内加入适量清水后拧紧药液箱盖，充分晃动药液桶，启动喷雾机（热机启动），喷洒至少2～3分钟以清洗药液箱及管路，最后排出剩余水。

三、维护保养

药液箱未添加药液时，不可启动喷雾机；背负式动力喷雾机的空气滤清器须定期清洁，拧下空气滤清器的固定螺丝，卸下空气滤清器罩，然后清洁空气滤清器（图5-9）。

长期不使用时，需要将油箱和化油器内的油放尽，关闭风门，拉动启动拉手3～5次；取下火花塞，取下时使用专用工具，从火花塞孔向缸体加适量机油，并轻拉启动拉手2～3次，然后装上火花塞。

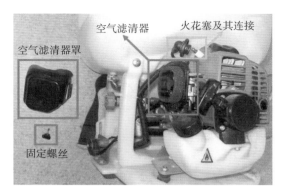

空气滤清器　火花塞及其连接

空气滤清器罩

固定螺丝

图 5-9　拆卸背负式动力喷雾机的空气滤清器

第五节　烟雾机

一、常见产品类型

烟雾机是一种以脉冲式喷气发动机为动力来源施放烟雾的器械。烟雾机所产生的"烟雾"实际上是烟剂（油剂、油烟剂）被汽化后喷出，遇冷凝成微细油雾（VMD < 50μm）悬浮于空中呈烟雾状的颗粒，实际上是雾不是烟（烟是悬浮于空中的固体颗粒）。烟雾机施放的烟雾可随气流扩散、弥漫，具有极好的穿透性和附着性能。烟雾机常以汽油为动力来源，称为脉冲式热烟雾机（图 5-10）。

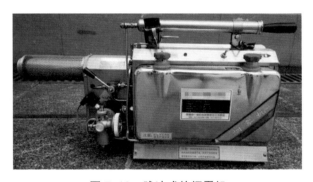

图 5-10　脉冲式热烟雾机

二、使用方法

脉冲式热烟雾机构造相似，以图 5-10 所示的烟雾机为例，其使用方法如下（详细方法参照使用说明书）：

1. 选择杀虫剂　这类烟雾机主要使用烟雾载药技术（油烟剂）防治病虫害，也可以使用水溶性杀虫剂（如水溶剂、乳剂）进行喷雾作业。使用油烟剂时，可以购买成品油烟剂，也可以自行配制（载体一般为柴油，如溴氰菊酯＋柴油，比例为 0.25 ∶ 10），无须加水稀释，直接加入药液箱即可；使用水溶性杀虫剂时，按照其说明书配制后加入药液箱。

2. 加入汽油 90 号以上汽油均可使用，汽油及杀虫剂药液加注完毕后，立即将烟雾机表面擦拭干净。汽油燃烧完或药液使用完再次加注时，需要停机至少 10 分钟。

3. 安装电池 在电池盒内装 1 号干电池，安装时注意电池极性。

4. 打开电开关 开启时火花塞会发出清脆的火花声。

5. 启动 在平整空地上启动烟雾机。先将油门旋钮调至最小位置，然后抽出点火打气筒手柄（距点火打气筒 1/3 长度），推动手柄（速度要快但是用力不可过猛），停顿 3 秒后重复上述动作，直至发动机发出连续的爆炸声音，再次调节油门旋钮使发动机声音频率均匀稳定。此时关闭电开关。

6. 作业 打开出药开关，进行喷烟作业。作业人员应位于喷管口的上风处，喷管口不直接对人、植物或易燃品，距离目标物至少 3m，且倾斜度不应超过正常工作位置 ±15°。作业过程中，如果发动机突然熄火，应立即关闭出药开关，防止喷管中残余药剂爆燃导致喷火，然后选择安全地带重新启动发动机。

7. 作业完毕 需要关机时，先关闭出药开关，让发动机运行 1 分钟后再关闭油门旋钮。

三、维护保养

对于脉冲式烟雾机，每次作业完毕后，若药液箱内仍有剩余杀虫剂，须清理干净，杀虫剂的处理应遵循生产厂家的安全说明；药液箱滤网需及时清洗；还需清除火花塞及喷管内的积碳（部分烟剂易产生积碳，如有机磷类杀虫剂），若不清除或清除不彻底，会造成机器有功功率下降、熄火、启动困难等问题；此外，还需使用化油器清洗剂清洗化油器内腔。长期不使用烟雾机时，应倒净油箱内的汽油，使用柴油清洗药液箱及药液管路等零件；如果烟雾机点火系统含电池，则应取出；清洁烟雾机表面后将其置于干燥处存放。

第六章

卫生杀虫作业中的个人防护和安全事项

有害生物控制（卫生杀虫）业从 2000 年开始向国家劳动部标准处建议，经过中华预防医学会媒介生物学分会有害生物防制学组和中国虫害及鼠害协会相关专家、业内资深人士等的不懈努力，中华人民共和国劳动和社会保障部于 2006 年 6 月发布了《有害生物防制员》国家职业标准。

按照《有害生物防制员》国家职业标准，目前国内有害生物防制的主要对象是与人们生活起居关系重大的种类，如蚊、蝇、蟑螂、跳蚤、蚂蚁、白蚁、褐家鼠、小家鼠和黄胸鼠等。对于有害生物的控制措施可以采取环境、物理、化学和生物等方法进行综合控制。在进行化学防制中不可避免地要接触杀虫剂、施药器械，使用、防护不当就可能造成人员中毒、环境污染、器械损坏、人身伤害、交通事故等。因此，在有害生物防制中必须按照操作程序进行安全合理的用药和器械使用作业，按照规定做好个人防护和环境防护。

第一节　卫生杀虫剂的安全使用

一、卫生杀虫剂的毒性

根据目前农业生产上常用农药（原药）的毒性综合评价（急性口服、经皮毒性、慢性毒性等），杀虫剂毒性分为高毒、中等毒、低毒三类。

卫生杀虫剂中禁止使用高毒农药，在大面积灭鼠工作中禁止使用急性鼠药。杀虫剂的购买、运输和保管等的安全注意事项如下：

1. 杀虫剂由使用单位指定专人凭证购买。要仔细阅读标签，不要购买和使用没有标签或标签模糊不清、证号（农药登记证、农药生产许可证、产品质量合格证）不全的农药。买杀虫剂时必须注意杀虫剂的包装，避免购买破损件。注意杀虫剂的品名、有效成分含量、出厂日期、使用说明等，鉴别不清和失效的杀虫剂不能使用。

2. 运输杀虫剂时，应先检查包装是否完整，发现有渗漏、破裂的应合理使用包裹材料重新包装后运输，并及时妥善处理被污染的地面运输工具和包装材料。搬运杀虫剂时要轻拿轻放。

3. 杀虫剂不得与粮食、蔬菜、瓜果、食品、日用品等混载、混放。

4. 杀虫剂应集中在专用库和专用柜，并由专人保管，不可分散保存。门窗要牢固，通风条件要好，门、柜要加锁。

5. 杀虫剂进出仓库应建立登记手续，不准随意存取。

二、卫生杀虫剂使用的安全性

卫生杀虫剂的安全使用，不仅是使用者的安全使用，还包括杀虫剂从生产、销售、运输、储存、使用和废弃等各个环节的安全。

1. 配药时，配药人员要戴胶皮手套，必须用量具按照规定的剂量称取药液或药粉，不得任意增加用量。

2. 搅拌药液撒布鼠药要用工具，禁止徒手接触，以防皮肤吸收中毒。剩余的毒饵应销毁，不准用作口粮或饲料。

3. 配药和拌药应选择远离饮用水源、居民点的安全地方，要有专人看管，严防杀虫剂、毒饵丢失或被人、畜、家禽误食。

4. 使用手动喷雾器喷药时应顺风喷雾。手动和机动药械均不能左右两边同时喷雾。大风和中午高温时应停止喷药。药桶内药液不能装得过满，避免溢出桶外。

5. 喷药前应仔细检查药械的开关、接头、喷嘴等处螺丝是否拧紧，药桶有无渗漏，以免药物污染环境。喷药过程中如发生堵塞，应先用清水冲洗后再排除故障。禁止用嘴直接吹吸喷嘴和滤网。

6. 喷雾器不能对人喷洒，不能对室内宠物、观赏鱼类容器、贵重物品、食物、电源等喷洒药液。

7. 施用过杀虫剂的地方要做好标识，在一定时间内禁止人、宠物接近，以防中毒。

8. 用药工作结束后要及时将喷雾器清洗干净，连同剩余药剂一起交回仓库保管，不得私自处理。清洗药械的污水应选择安全地点妥善处理，不得随地泼洒，防止污染饮用水源和养鱼池塘。盛过杀虫剂的包装物品不准用于盛粮食、油、酒、水等食品和饲料。装过杀虫剂的空箱、瓶、袋等要集中处理，空瓶（袋）应在清洗三次后，远离水源深埋或焚烧。配药用的容器要有标签，用过后洗净集中保管。

三、卫生杀虫剂安全使用的法律法规

在我国，卫生杀虫剂、鼠药均归属于农药管理范畴。在欧美某些国家则归类于环境保护署。为加强对农药安全使用的管理和指导，国务院及有关部门先后发布了有关法律法规，规范了我国农药的安全、科学、合理使用，旨在减少农药对环境、农业生产和人畜安全的负面作用。

与农药安全生产和使用有关的规定有：

1.《农药管理条例》1997 年 5 月 8 日国务院颁布。

2.《农药安全使用规定》1982 年 6 月农牧渔业部、卫生部颁布。

3.《农村农药中毒卫生管理办法（试行）》1988 年 8 月 25 日卫生部发布。

4.《化工严重有毒有害作业工种范围表》1981 年 7 月 24 日化学工业部发布。

5.《关于严禁在蔬菜生产上使用高毒、高残留农药，确保人民食菜安全的通知》1995 年 11 月 15 日农业部、卫生部、国内贸易部、国家环保局、国家工商局联合发布。

6.《农药合理使用准则（一）》1988年7月1日国家标准局发布。

7.《农药合理使用准则（二）》1988年7月1日国家标准局发布。

8.《农药合理使用准则（三）》1990年3月1日国家标准局发布。

9.《农药合理使用准则（四）》1993年9月1日国家标准局发布。

10.《关于加强储粮专用化学药剂的使用管理工作的通知》1991年10月10日商业部发布。

第二节　卫生杀虫作业中的安全事项

一、喷雾作业中个人防护装备及用品

在杀虫剂施用作业和杀虫器械维护时，人员也必须应用适当的个人防护装备（personal protective equipment，PPE）进行防护，按照规定穿戴工作服、手套、面屏和鞋套，尽量减少与杀虫剂的接触。

（一）个人防护装备

关于喷雾作业人员所穿戴防护服的标准 ISO 27065—2017 已经发布，标准中规定了施用液体杀虫剂的操作人员所穿防护服的性能要求。杀虫剂相关操作包括药液混合、装填、施用和其他操作，如清洁杀虫器械和药液盛装容器。该标准中规定了对服装（例如衬衫、夹克、裤子和罩衣）和半身服装（例如围裙、工作服、袖套、头巾和帽子）的要求，还有对多层或多种材料制成的服装和半身服装的要求。

在喷雾作业过程中的常规个人防护如图 6-1 所示。个人防护用品的种类及用途见图 6-2 和表 6-1。

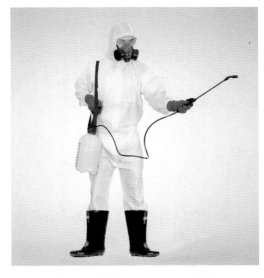

图 6-1　喷雾作业中的个人防护

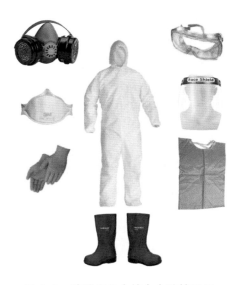

图 6-2　喷雾作业中的个人防护用品

表 6-1　个人防护用品的种类及用途

种类	特征	用途
防毒面具	配有防毒过滤器	免受剧毒粉末、烟雾的危害
面具	用薄纱或类似材料制成	能过滤可湿性粉剂，减少面部皮肤渗入
防护眼镜	眼眶用柔韧且能够顺贴脸型的塑料或橡皮制成	能遮挡药粉、烟、雾粒不进入眼睛
手套	一般用 PVC 或橡胶制成	保护手部的安全
面罩或帽	用塑料制成的一种丝网，有良好的透视性	保护面部，隔挡较大的雾滴
帽子	用致密材料制成	保护脸、颈部少受药物接触
外衣（工作服）	用轻质耐用棉纤维制成（一次性或多次使用）	保护躯干、四肢等部位，皮肤不可裸露，减少药物刺激
披肩	采用塑料制成的短披肩，吊在帽子后面	保护双侧肩部
围裙	用橡胶或 PVC 材料制成	遮挡溅出的药液，保护双下肢
橡胶靴	与围裙配套使用	遮挡溅出的药液，保护双下肢和双足

（二）施药人员的选择

施药人员需身体健康，工作认真负责，并应经过一定技术培训。凡体弱多病者，皮肤病患者、过敏者和其他疾病尚未恢复健康者，哺乳期、孕期、经期的妇女，皮肤损伤未愈者不得开展喷药作业。喷药时不准带儿童到作业地点。

（三）个人防护措施

喷雾作业人员在配药、施药过程中出现头晕、恶心、呕吐等中毒症状时，应立即离开现场，脱去污染的衣服，及时漱口、用肥皂洗手、脸等暴露处，未缓解情况下应及时带上现场使用的药品标签到医院处置。

喷雾作业实施时，禁止进食、喝饮料、吸烟，不能用手触摸脸部和眼部等。休息时、作业结束后，以正确顺序脱掉防护服，用肥皂彻底洗脸、洗手。更换的防护服应及时清洗晾干备用，一次性使用的防护服需丢弃至指定地点。作业结束返回后，应进行强制性的洗浴，确保个人卫生。

二、喷雾作业中的安全事项

（一）交通安全

使用专车将有害生物防控（pest control operation, PCO）作业人员、药品、器械送到作业现场并返回，保障全程展开撤收。

（二）用电安全

作业需用电时，必须取得现地后勤或电力等相关部门负责人、电工的同意后再进行取电。

（三）消防安全

作业前，确定现场灭火器、灭火砂、消防栓的位置，以便发生火灾时，在可控范围内及时排除火情。

（四）环境安全

废弃物需安全处置，空药瓶、袋、一次性防护用品等必须集中妥善处理，不能随意丢弃。

（五）器械安全

1. 手动喷雾器　在充气时要注意不宜用力过猛，防止气筒和药筒接触处挤压手臂。

2. 机动喷雾器　防止发动机排烟筒、火花塞等发热部件烫伤；发动机在运行期间严禁徒手操作机动部件。

3. 热烟雾机　发动、喷烟时，前方不得有人和易燃物品，不得接触燃烧喷烟管，防止烫伤。热烟雾机停止时必须按照操作规程，先关掉药液阀门，再关燃油阀门，防止再次启动时喷火发生危险。

4. 电动喷雾器（机）　检查电源线、开关是否安全，进风口是否堵塞。

5. 使用鼠夹鼠笼等　注意安全操作，防止夹伤。

三、卫生杀虫作业中的其他安全事项

（一）用人单位安全

《中华人民共和国职业病防治法》（中华人民共和国第十三届全国人民代表大会常务委员会第七次会议于 2018 年 12 月 29 日修正，自公布之日起施行）所称的职业病，是指企业、事业单位和个体经济组织等用人单位的劳动者在职业活动中，因接触粉尘、放射性物质和其他有毒、有害因素而引起的疾病。用人单位需遵守第二十二条：用人单位必须采用有效的职业病防护设施，并为劳动者提供个人使用的职业病防护用品。用人单位为劳动者个人提供的职业病防护用品必须符合防治职业病的要求；不符合要求的，不得使用。

用人单位须遵守《中华人民共和国安全生产法》，该法是由中华人民共和国第十三届全国人民代表大会常务委员会第二十九次会议于 2021 年 6 月 10 日修正，自 2021 年 9 月 1 日起施行。

（二）操作者安全

《中华人民共和国职业病防治法》中涉及操作者安全的条款包括：

第四条：劳动者依法享有职业卫生保护的权利。用人单位应当为劳动者创造符合国家职业卫生标准和卫生要求的工作环境和条件，并采取措施保障劳动者获得职业卫生保护。工会组织依法对职业病防治工作进行监督，维护劳动者的合法权益。用人单位制定或者修改有关职业病防治的规章制度，应当听取工会组织的意见。

第五条：用人单位应当建立、健全职业病防治责任制，加强对职业病防治的管理，提高职业病防治水平，对本单位产生的职业病危害承担责任。

第七条：用人单位必须依法参加工伤社会保险。国务院和县级以上地方人民政府劳动保障行政部门应当加强对工伤保险的监督管理，确保劳动者依法享受工伤保险待遇。

（三）被服务单位、客户的权利

《中华人民共和国消费者权益保护法》是中华人民共和国第十二届全国人民代表大会常务委员会第五次会议于 2013 年 10 月 25 日通过，自 2014 年 3 月 15 日起施行。其中涉及被服务单位和客户的权利的条款包括：

第七条：消费者在购买、使用商品和接受服务时享有人身、财产安全不受损害的权利。消费者有权要求经营者提供的商品和服务，符合保障人身、财产安全的要求。

第八条：消费者享有知悉其购买、使用的商品或者接受的服务的真实情况的权利。消费者有权根据商品或者服务的不同情况，要求经营者提供商品的价格、产地、生产者、用途、性能、规格、等级、主要成分、生产日期、有效期限、检验合格证明、使用方法说明书、售后服务，或者服务的内容、规格、费用等有关情况。

第十一条：消费者因购买、使用商品或者接受服务受到人身、财产损害的，享有依法获得赔偿的权利。

（四）公共环境保护与安全责任

《中华人民共和国环境保护法》由中华人民共和国第十二届全国人民代表大会常务委员会第八次会议于 2014 年 4 月 24 日修正通过，自 2015 年 1 月 1 日起施行。其中相关公共环境保护与安全责任的条款包括：

第一章　第二条：本法所称环境，是指影响人类生存和发展的各种天然的和经过人工改造的自然因素的总体，包括大气、水、海洋、土地、矿藏、森林、草原、湿地、野生生物、自然遗迹、人文遗迹、自然保护区、风景名胜区、城市和乡村等。

第四章　第四十二条：排放污染物的企事业单位和其他生产经营者，应采取措施，防治在生产建设或者其他活动中产生的废气、废水、废渣、医疗废物、粉尘、恶臭气体、放射性物质及噪声、振动、光辐射、电磁辐射等对环境的污染和危害。

排放污染物的企事业单位，应当建立环境保护责任制度，明确单位负责人和相关人员的责任。重点排查单位应当按照国家有关规定和监测规范安装使用监测设备，保证监测设备正常运行，保存原始监测记录。严禁通过暗管、修井、渗坑、灌注或篡改、伪造监测数据，或者不正常运行防治污染设施等逃避监管的方式违法排放污染物。

第四章　第四十八：生产、储存、运输、销售、使用、处置化学物品和含有放射性物质的物品，应当遵守国家有关规定，防止污染环境。

参考文献

郝蕙玲, 张建, 2021. 卫生杀虫器械发展及其在舰船环境中的选型与应用. 中华航海医学与高气压医学杂志, 28（2）:163–165.

何雄奎, 2018. 我国植保无人机喷雾系统与施药技术. 农业工程技术, 38（9）:33–38.

贾德胜, 曹勇平, 王长军, 等, 2019. 部队卫生杀虫喷雾器械的应用与选型. 中华卫生杀虫药械, 25（6）:513–518.

李志, 孙建新, 梁刚, 等, 2022. 植保无人机调研及后勤保障设计. 农业技术与装备, 10:50–51, 55.

王陇德, 2010. 病媒生物防制实用指南. 北京：人民卫生出版社.

杨振洲, 宋宏彬, 2008. 卫生杀虫药械评价与应用. 北京：军事医学科学出版社.

甄恩良, 2004. 卫生杀虫器械的选用. 中华卫生杀虫药械, 10（4）:205–207.

周宏平, 郑加强, 许林云, 等, 2002. 我国卫生杀虫器械发展与应用概况. 中华卫生杀虫药械, 8（1）:13–15.

邹钦, 2005. 常用杀虫器械操作技术. 中国媒介生物学及控制杂志, 16（1）:68–70.

Durham K. Giles, Ryan C. Billing, 2015.Deployment and performance of a UAV for crop spraying. Chemical Engineering Transcriptions. Vol. 44.

Environment and Heritage Department of Planning and Environment. Aerial spraying of agriculture. August, 2022.l

WHO，2018.Equipment for vector control：Specification guidelines.2nd. Geneva: World Health Organization

WHO, 2012. Guidelines for testing the efficacy of insecticide products used in aircraft. Geneva: World Health Organization.

附录 1

喷雾器械的各项指标测试方法

一、耐腐蚀性或耐化学性测试

耐腐蚀性或耐化学性测试比较简单，将器械样品浸入 20 ～ 30℃的水中 24 小时，取出后在相同温度下再干燥 24 小时。然后确定该测试对器械材料产生的不良影响，如变形、柔韧性改变或重量变化。或者将由弹性材料制成的部件（如垫圈等）分别浸入等量的柴油汽油混合物和含 10% 芳烃的水中，测试这些部件在喷雾器械中的适用性。在浸泡前后，应记录每个材料样品的重量。

二、渗漏测试

（一）压缩式喷雾器

待测试的喷雾器，其药液箱应加水至规定的最大水位，水中添加 0.1% 非离子表面活性剂及可视染色剂。将喷雾器药液箱外部的液体擦拭干净，然后将喷雾器立于一个安全笼内，在干净的塑料布上放置 1 小时。用泵为药液箱加压至最大工作压力的 2 倍。之后，再重复测试两次，第二次将喷雾器药液箱以 45°放置，第三次将其水平放置。检查片材表面是否有泄漏，并检查喷雾器是否有压降。将药液箱内的压力释放完毕并将喷雾器以相同的角度放置，重复上述测试，要求喷雾器不得发生药液泄漏。

（二）其他喷雾器械

喷雾器的药液箱应加水至规定的最大水位，水中添加 0.1% 非离子表面活性剂及可视染色剂。将喷雾器药液箱外部的液体擦拭干净，然后对喷雾器的泵加压至启动阀开启，喷雾器在干净的塑料布上放置 1 小时。检查喷雾器表面是否有药液泄漏、塑料布上是否有药液。

三、压缩式喷雾器药液箱箱体疲劳测试

为了测量喷雾器药液箱是否能承受反复加压，将装满水的喷雾器连接到装置上。汲取管或药液箱出口连接到歧管，最好通过喷雾器软管连接。压缩空气通过压力调节阀和控制器，经歧管进入后，持续施加 500kPa（5bar）的压力 15 秒，然后释放 15 秒，即每分钟完成两个循环。该循环须重复 12 000 次，除非药液箱故障引起的压力下降导致该器械停止工作。测试设备中，须有一个计数器指示已完成的循环数。

也可以使用替代装置进行测试。

为了测量喷雾器药液箱是否能承受反复加压，将装满水的喷雾器连接到测试设备上。测试设备是一个由软件控制的系统，包括输入口压力阀和输出口压力阀。汲取管或药液箱出口连接到两个阀门之间的歧管。通过控制软件，指定最大和最小压力、药液箱装填和排空速率/时间、保持时间和允许压降，以及循环次数。压缩空气通过压力调节阀以高于最大装填压力的压力经歧管引入。在一个循环过程中，输入口压力阀打开，药液箱装填后达到最大压力；喷雾器保持该状态至规定时间后，输出口压力阀打开，将药液箱内的压力释放至设定的最小压力。测试过程中对循环次数进行计数，到达设定的循环次数后，关闭设备。如果在设定时间内药液箱没有达到最大压力，或者在保持时间内其压力下降超过允许的压降，则表明存在泄漏。此时，系统发出警报音后关闭。

四、压缩式喷雾器的药液箱跌落测试

为了确定当喷雾器从操作人员背上意外跌落后是否仍然有效工作，应将喷雾器加水至最大容量，加压至规定的最大压力，然后从 60cm 的高度跌落至一块平坦的木板上，地板外围有金属笼等保护结构（以免测试人员受伤），建议保护结构尺寸为 20～30mm 厚，800mm 见方。重复测试 12 次，喷雾器 6 次为直立状态，6 次为倾斜 10°（模拟作业人员背负喷雾器的情况）。测试后，喷雾器应能继续正常工作，并满足渗漏测试的要求。

五、背带的跌落测试

喷雾器药液箱应加水至规定的最高水位。用背带悬挂喷雾器，悬于一根直径 75 mm 的杆上方 30cm 处。之后，喷雾器自由落下，被背带挂住，重复测试 25 次。测试后，背带及其配件不得损坏。

六、背带吸水性测试

取下喷雾器的背带及所有衬垫，干燥后称重。之后将背带完全浸入水中 2 分钟。取出后，将多余水分甩干，将背带悬挂 10 分钟后再次称重。此时，背带的增重不得超过干重的10%。此外，在潮湿环境条件下，需要将背带干燥过夜 8 小时以上后再进行重新称重。

七、启动阀耐用性测试

启动阀应安装在专用测试装置上，该专用测试装置通过凸轮循环打开和关闭启动阀（10～15 次/分），对阀门表面施加小于 500kPa 的压力。喷雾器管线应安装一个喷嘴，在 300kPa 压力下，以 0.75 L/min 的流量向水中排放 20g/L 的二氧化硅悬浮液，以测试阀门组件的耐磨性。喷嘴可以直接或通过适当管路将悬浮液排放至储液器中，而储液器中的悬浮液会在压力下流回至阀门的输入口。用于测试的悬浮液每 8 小时应更换一次。启动阀打开的时间应不少于 0.1 秒，不多于 0.2 秒。在 100kPa 下进行 500 次循环的第一阶段测试后，该测试应在 300kPa 下继续进行 50 000 次循环。最后，应将启动阀的输入压力设置为

1000kPa，再重复测试 500 次。或者，可以使用包含气动定时器、阀门和计数器的气动控制测试设备进行测试。如果被测启动阀出现故障，应关闭该专用测试装置，停止测试。

启动阀测试的替代设备。

软件控制装置可用于测试启动阀组件的耐磨性。该测试装置可由一个存液箱、一个泵和一根往复杆组成。泵可以从药液箱底部抽取液体，使其至启动阀和喷嘴。凸轮应以 10 ～ 15 次 / 分循环打开和关闭阀门。凸轮打开阀门的时间范围控制在 0.1 ～ 0.2 秒。安装于喷雾器管线末端的喷嘴应能够以 0.75L/min 的流量排放 20g/L 的二氧化硅悬浮液，并将其排回存液箱。启动阀两侧的压力传感器应监控其上下压力，压力值由软件设置。可以使用一个旁通阀设定启动阀上方的压力，使其高于设定的下方压力。对于所完成的循环数，凸轮的往复次数应由软件计算。如果启动阀任一侧的压力下降至低于软件设置的下限，或者完成循环次数，测试系统应关闭并发出提示音。在 150kPa 下进行 500 次循环的第一阶段测试后，应在 300kPa 下继续运行 50 000 次循环。最后，应将启动阀的输入压力设置为 750kPa，再重复测试 500 次。每 8 小时应更换一次用于测试的悬浮液。

八、喷嘴测试—输出量

（一）压缩式和其他液压喷雾器

专用测试装置应包括一个电磁阀，用于控制压缩喷雾器中水流的流动，测试时间为 1 分钟，该压缩喷雾器装有流量控制阀。在 1 分钟内，可以用量筒或预先称重的烧杯收集水，以确定喷嘴输出液体的重量。

（二）喷雾形状

喷雾形状应根据 ISO 5682-1：2017 进行测定。所使用装置与喷雾器输出量测试中的专用测试装置相似，喷嘴安装在一个倾斜的喷雾形状发生器上方 450mm 处的中央位置。该喷雾形状发生器由一系列通道组成（理想情况下为 25mm 宽），使用安装于每个通道下边缘的导管收集穿过喷雾条带的液体。

（三）弥雾机

应在弥雾机的发动机以最高速度运行时，对其流量进行测量；此时，直接通过高速气流测量液体输出量不易实现。通常的测量方法是向弥雾机药液箱中装填 10L 液体，记录药液箱液位下降至 5L 所需的时间（秒或分钟）。

九、喷嘴测试—雾滴大小

使用非侵入式激光系统测量喷雾雾滴的大小，系统与计算机相连并通过计算机终端显示测量数据。喷嘴的放置方式能够使喷雾通过激光束，或者使喷雾幅宽通过激光束，或对喷雾中心取样。测量雾滴谱时，喷嘴通常应放置在距离激光束 25 cm 处。不同测量设备的测量数据会有所不同，因此应采用相对于标准参考喷嘴的数据。应记录测量时的温度，以及喷嘴工作压力和输出量的详细信息。

对于雾滴大小的测定，可以使用不同的激光系统。

相位多普勒粒子分析仪(phase doppler particle analyzer, PDPA) PDPA 是一个点测量系统，由激光发生器、发射器、接收器和信号处理单元组成。当雾滴通过两个光束的交叉点时，接收器会测量雾滴的大小和速度，并将数据传输到后端处理器和计算机。使用不同的发射器和接收器透镜，可以测量大小为 0.5 ~ 2 000μm 的雾滴。一种典型的组合：分别在发射器和接收器上使用 500mm 和 300mm 透镜，以实现 0.5 ~ 213.5μm 的测量范围。PDPA 系统可与由软件控制的反向系统一起使用，该横向系统能够在扫描模式下进行连续测量。为了获得具有代表性的雾滴采样，可以在一维范围内从喷雾的一端扫描至另一端（例如从上到下的方向），扫描位置在另一个方向（例如水平方向）的中点处。雾滴大小特征由专用软件计算，其结果可以导出为 Excel 电子表格。

十、液压喷嘴的输出量校准

液压喷嘴在使用之后，其喷出的喷雾量会发生变化。当水中含有细小沙粒时情况尤甚，因为沙粒会腐蚀喷嘴的孔口。

喷雾器使用人员应经常校准喷嘴输出，方法如下：向喷雾器加水，用量筒或水壶收集喷出的喷雾，持续 1 分钟。以 8002E 型扁平扇形喷嘴为例，其输出量在 1.5bar 时应为 550ml/min（喷枪上装有流量控制阀）。如果喷嘴输出增加了 10% 以上，就应更换喷嘴，以免过量喷雾导致杀虫剂的过量使用。

喷雾器使用人员还应检查喷嘴输出的分布情况，方法如下：与干燥墙面保持 45 ~ 50cm 的距离，用喷雾器从上到下喷水。墙面的润湿情况应能反映喷雾形状是否为一条均匀分布的、宽约 75cm 的条带。

喷嘴的耐用性可以通过如下方法检查：向水中喷洒二氧化硅粉的悬浮液，二氧化硅粉的理化性质如附表 1-1 所示。

附表 1–1　二氧化硅悬浮液中二氧化硅粉的理化性质

理化特性	参考值
堆积密度（bulk density）	160kg/m³
比重（specific gravity）	1.95
平均粒径（average particle size）	0.022μm
颜色（color）	白色
折射率（refractive index）	135 ~ 165Gardner-Sward 测试单位
表面积（surface area）	140 ~ 160m²/g
pH（5% 水悬浮液）（5% water suspension）	7.3
105℃时的损耗（loss at 105℃）	5%
1200℃时的损耗（loss at 1200 ℃）	10%

理化特性	参考值
二氧化硅含量（SiO$_2$ content）	87%
氧化钙含量（CaO content）	0.5%
三氧化二铁含量（Fe$_2$O$_3$ content）	0.2%
三氧化二铝含量（Al$_2$O$_3$ content）	0.6%
氯化钠含量（NaCl content）	1.0%

十一、喷雾机

（一）冷雾喷雾机

启动喷雾器，调整发动机转速，使药液箱内的压力达到适当水平并使杀虫剂填充管路。从喷嘴上取下排放管，将其保持在原高度。打开控制阀开始喷雾，喷雾使用容器盛接，直至流量稳定。随后，使用一个新的容器收集喷雾，1分钟后倒入量筒中进行测量。则所测体积即为流量，单位为 ml/min。

（二）热烟雾机

使用与冷雾喷雾机类似的方法，或者在确认空药液箱和喷嘴之间的管路中存有液体后，将已知体积的液体装填至药液箱中，启动热烟雾机，直至排空药液箱。为使测量结果准确，热烟雾机在操作前后应处于完全相同的位置（最好是水平放置）。通过重新装填药液箱所需的液体体积和热烟雾机的运行时间，可以确定流量。

十二、喷雾器耐用性测试—背负式杠杆喷雾器

将装满水的喷雾器安装于一个专用测试装置上，该装置用于模拟操作人员背负喷雾器。喷雾器的杠杆与一个由电机驱动的装置相连，电机驱动杠杆的最高速度为 30 冲程 / 分。

注意：如果使用高效泵，则所需的完整泵冲程数会较少。

喷雾软管中的水通过喷嘴喷至喷雾器上方的水箱中，压力为 3bar，流量为 1.6L/min。当用于喷洒杀幼剂时，喷雾器的工作压力通常较低，典型值为 1bar。当喷雾器药液箱中的水即将用尽时，上方水箱中的水会排入喷雾器药液箱，将其重新装满。如果系统压力下降至低于 2.5bar，或者喷雾系统发生堵塞，导致压力超过所设定的压力，压力传感器将关停喷雾器。该测试的持续时间应不少于 250 小时。

附录 2

喷雾器雾滴粒谱检测方法

一、采样

实验室条件下，可以使用激光粒谱仪测量喷雾器喷出雾滴的大小，使用时间采样法或空间采样法进行取样。

（一）时间采样法

指连续对喷雾过程中某一时间段内的雾粒取样检测的方法。近年来，基于激光系统的多型光谱探测器已广泛用于检测雾滴影像大小。

（二）空间采样法

指测量一个给定空间内雾滴分布的方法，在给定空间和时间段内进行多次测量，然后取其平均值。一般使用激光衍射仪。

在进行雾滴测试时，一旦确定了测量仪器，喷嘴的喷射方位和操作方式对雾粒大小有着重要影响。激光技术可以快速评估喷嘴性能，但是一次性投入的设备花费成本较高。在现场测试评估喷雾器雾粒的效果，很大程度上决定了能否有效地采集到雾粒。

二、雾滴大小的定义

多数喷雾器喷出的雾滴大小都有一个范围。最常用的雾滴大小量度是以体积中位直径（VMD）来表示，单位为 μm。VMD 的定义是：在一次喷雾的全部雾滴中，如果大于某直径的所有雾滴体积之和与小于该直径的所有雾滴体积之和正好各占一半，那么该雾滴直径就称为雾滴体积中径，VMD 本身不能代表一个喷头喷出雾滴的大小排列。除了 VMD（ =V0.5 ）外，也可以用雾滴体积的 16% 和 84%，即 V0.16 和 V0.84 分别代表雾滴体积的大小，并可以引进偏离中位值 ±1 个标准差的方式。部分实验室则使用 V0.10 和 V0.90。

另一个可用的测量方法是数字中位直径（number median diameter, NMD ），单位同样为 μm。NMD 的定义是：在一次喷雾的所有雾滴中，大于某直径的雾滴颗数之和与小于该直径的雾滴颗数之和正好各占总雾滴颗数的一半，则该雾滴的直径就称为数字中位直径。NMD 的测量则更加困难，其结果可能受不同采样方法和测量技术的影响。选择适宜的雾滴大小可以提高喷雾器的喷雾效果，因而，喷雾器雾滴体积大小的比例显得更为重要。

三、雾滴大小的测量方法

雾滴撞击涂抹氧化镁的表面时能够产生小坑，这种小坑直径的大小与直径为 20 ~ 200μm 的雾滴大小呈正相关。测试较大的雾滴时，应增加所涂抹氧化镁层的层厚，以产生各种大小与形状不规则的撞击坑。

显微镜用的玻璃载玻片（2.5cm × 7.5cm）可以提供方便的实验表面。要保持测试室在静风状态下，雾滴才容易沉降在水平的载玻片上，否则将影响较小雾滴的采集。采集喷雾器雾粒时，可以在一个有开口的密闭房间内进行，或者在室内放置一个较大的容器，将含有氧化镁涂层的载玻片放入其间。另外，在采集雾粒时也可以使用微型电动马达驱动采集玻片缓慢旋转。如果需要快速采集，方法如下：手拿用于采集雾滴的载玻片，在已经形成的雾团中挥动，使雾滴与载玻片发生撞击；通常情况下，这种采样方式只能进行一次。采样时，从距离喷嘴 2m 处开始。如果该距离下喷雾产生的气流过大，则需要增大距离后再进行雾滴采集。记录时，要将采集距离和该距离下所采集的雾滴数相对应。

溶液的黏性和表面张力可能会影响雾滴的形成，因此，应尽可能使用实际现场工作中所用的杀虫剂配方来进行雾滴大小的测定与评估。对于实验室研究而言，通常应该使用无毒配方，如含有表面活性剂或含油剂的水等。水中含有油性溶剂的配方，通常可以作为超低容量（ULV）喷雾测试的标准溶液。如果在喷雾时添加荧光示踪剂，则可以在紫外线下观察喷雾形成的雾滴；对那些微小雾滴，即使在载玻片上没有形成撞击坑，也很容易观察。

对于非挥发性杀虫剂，如马拉硫磷等，在载玻片上需要涂抹特氟龙（聚四氟乙烯树酯）或硅胶。使用硅胶作为涂层时，需要将载玻片浸入含 10% Dri-Film 的甲苯溶液中，干燥以后，再将载玻片浸入丙酮中。

（一）氧化镁涂层载玻片的制备

取一个金属盒，在一个侧面开一个较大的开口，在顶部开一个 2.5cm × 2.5cm 的开口。如果同时制备若干个载玻片，最好开凿一个 2.5cm × 15cm 矩形孔（可以制备 6 个载玻片）。将金属盒放置于通气良好的空间内，载玻片横跨于顶部的开口处，以便于镁条在金属盒内距载玻片数厘米处燃烧时，在载玻片的中间 1/3 处包被。用两条 10cm 长的镁条在 1 片载玻片上产生足够厚的氧化镁涂层，用于测量 200μm 的雾滴。如果需要检测氧化镁涂层是否均匀，最简单的方法就是对着光线，从涂层背面观察其涂层的厚度是否一致。

（二）雾滴大小的测定

在载玻片上收集雾滴标本后，使用投射光显微镜检查雾滴大小。显微镜需有载物台，用来观察和计数雾滴。对于烟雾大小的雾滴，用 100 倍放大镜头即可。将特殊的目镜测微尺安装于显微镜内，用于测定雾滴直径。目镜测微尺上的刻度属于排列循环，直径大小按照$\sqrt{2}$的步幅递增。例如，雾滴 10 的直径为雾滴 9 直径的$\sqrt{2}$倍；雾滴 9 的直径为雾滴 8 直径的$\sqrt{2}$倍，以此类推（附图 2-1）。

目镜测微尺放置于显微镜的目镜上，并用载物台上的测微尺进行校正。通过比较目镜测微尺上的刻度，测定载玻片氧化镁涂层上由雾滴产生撞击坑的大小。如果撞击坑落于两格中间，则取较大读数作为该雾滴的测量结果。

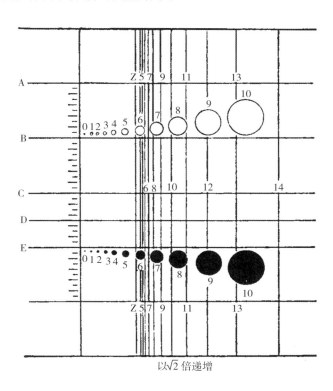

附图 2-1　适用于确定雾滴大小的标尺板

撞击坑一次至少测量 200 个。通过机械移动载物台带动载玻片的移动而改变视野，对从载玻片一侧到另一侧的所有撞击坑进行计数。一般而言，氧化镁涂层上雾滴撞击坑的直径约为雾滴实际大小的 1.15 倍。因此，必须通过计算进行校正。附表 2-1 中列举了一组典型数据，对此进行了说明。

在对数概率图表纸上，可将累积雾滴体积百分比与雾滴真实大小分别作为横、纵坐标进行做图（即雾滴大小的分布图），如附图 2-2 所示。对应于 50% 点的雾滴大小即为体积中位直径（VMD）。

除了目镜测微尺外，图像剪切法也可以用于对雾滴大小进行快速测量。此外，也可以使用装有图像分析软件的计算机对喷出的雾滴大小进行测量。

附表 2-1　含有氧化镁涂层的载玻片上雾滴大小的分布

雾滴大小等级	观测到的撞击坑直径（μm）	雾滴真实直径（μm）	每个液滴体积（×10³μm³）	各雾滴大小等级中的雾滴数量	各雾滴大小等级中的雾滴总体积（×10³μm³）	累计雾滴体积（×10³μm³）	累积雾滴体积百分比
3	12	10	0.5	2	1.0	1.0	0.01
4	17	15	1.8	3	5.4	6.4	0.04
5	24	21	4.9	14	68.6	75.0	0.5
6	33	29	12.6	66	831.6	906.6	5.7
7	47	41	36.0	68	2 448.0	3 354.6	21.2
8	66	57	97.0	51	4 947.0	8 301.6	52.4
9	94	82	288.5	18	5 193.0	13 494.6	85.0
10	132	115	796.5	3	2 389.5	15 884.1	100.0

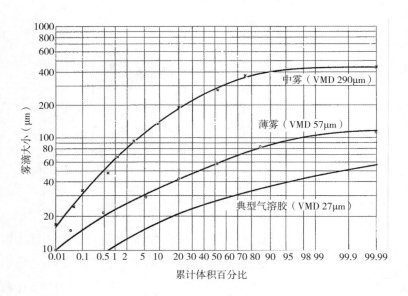

附图 2-2　雾滴大小的分布

（三）水性液体产生的细雾和粗雾的雾滴大小测定

以水作为喷雾测试液，以两份轻质矿物油加一份凡士林作为采样垫子基质。

采样靶标的制备：将上述基质在微火上加热，慢慢融化后倒入一个小型透明塑料盒盖上，面积约 5cm×5cm，深度为 2mm。将制备好的基质置于室温下，凝聚形成一个均匀的、薄薄的油脂层垫子备用。

雾滴的沉积：采集雾滴样本时，手拿采样垫子，在距离喷嘴 1.23m 处，使雾滴通过采样基质。对于气压式喷雾器的测试，采集雾滴的位置要离喷嘴有一定的距离。采样时，采样垫子需要保持水平方向，在正对喷嘴方向的位置，穿过喷雾区。通常情况下，采样动作只需做 1 次，就足以收集到具有代表性的雾滴样本。将雾滴采集到基质上后，应该立即向基质表面覆盖一层轻质矿物油将雾滴完全封闭，以防止所采集的雾粒液体蒸发。

雾滴大小的测定：测量这类雾滴大小的步骤类似于前述雾滴大小的测定方法。应至少测量 200 个雾滴，雾滴的选择方法为，通过移动机械载物台和显微镜视野，从一侧测量到另一侧。一旦雾滴完全包被于基质中，雾滴将保持原始形状，因此在计算过程中无须对其大小进行校正。附表 2-2 列举了描述这种方法的一组典型数据。

附表 2-2　含有凡士林和轻质矿物油基质上的细雾滴大小的分布

尺寸等级	观测到的撞击坑直径 (μm)	每个雾滴的体积 ($\times 10^3 \mu m^3$)	各雾滴大小等级中的雾滴数量	各雾滴大小等级中的雾滴总体积 ($\times 10^3 \mu m^3$)	累计雾滴体积 ($\times 10^3 \mu m^3$)	累积雾滴体积百分比
4	17	2.5	19	48	48	0.01
5	24	7.2	28	202	250	0.05
6	33	18.8	28	527	777	0.10
7	47	53.2	44	2 340	3 117	0.60
8	66	148.0	20	2 960	3 077	1.10
9	94	435.0	21	9 135	15 212	2.80
10	132	1 215.0	25	33 750	48 962	9.10
11	188	3 478.0	17	59 126	108 088	19.3
12	265	9 740.0	18	175 320	283 408	52.5
13	375	27 600.0	8	220 800	404 208	74.9
13+8	441	44 900.0	3	134 700	538 908	100.0

附录 3

杀虫剂施药器械或设备的检测评价方法

1976 年 9 月，世界卫生组织（WHO）媒介生物及控制专家委员会召开会议讨论杀虫剂施药器械或设备及媒介生物控制规划的其他工程相关问题。鉴于全球各地杀虫剂施药器械或设备种类繁多、规格不一的现象，委员会认为很有必要制定系统的杀虫器械或设备评价程序。因此委员会设计并批准了"WHO 杀虫剂施药器械或设备评价方案"并予以推荐，并建议 WHO 协同 FAO，促进此方案的贯彻执行。

一、WHO 杀虫剂施药器械或设备评价方案

该方案的目的是发现施药器械或设备的设计是否适用于媒介生物控制的特殊操作，以及在施药器械或设备设计中是否依据了特殊类型设备的现有规范。

在评价和选择施药器械或设备时应当考虑以下几点。

1. 器械或设备（包括类型和尺寸）与控制的媒介生物类型是否相适应。

2. 器械或设备在车间和现场的性能。

3. 不同杀虫剂配方对器械或设备构件的影响。

4. 设计、操作、维护和保养方面的简便易行性。

5. 对操作者和环境的安全性。

6. 零配件类型和维修工具的实用性。

7. 设备价格，包括零配件价格的可接受性。

杀虫剂施药器械或设备的检测和评价分为 6 个阶段（附图 3-1）。每一阶段步骤描述如下：

阶段 I. 世界范围可利用器械或设备的调查。

目的在于及时发现能够用于媒介生物控制的杀虫剂施药器械或设备种类，考察其器械或设备的实用性。调查途径主要包括以下 3 种：查阅现有的有关杀虫剂施药器械或设备的文献，包括报告、论文和书籍；复审和筛查制造厂家的产品广告和技术说明书；向厂商直接进行产品咨询。

另外，WHO 有时会收到来自成员国关于新上市的器械或设备类型适宜性方面的咨询，因而，这些器械或设备也可能适合于媒介生物控制项目。

阶段 II. 资料收集和拟用于评价的器械或设备进行选型时，需要通过审阅候选器械或设备制造厂家的说明书和相关技术资料，收集必要的技术参数和性能资料。

目前，WHO 已拥有一个关于媒介生物控制的杀虫剂施药器械或设备数据库。WHO 将

发送给厂商一份适当的资料单进行填写并反馈。以下几类喷雾器可在数据库中进行查阅：

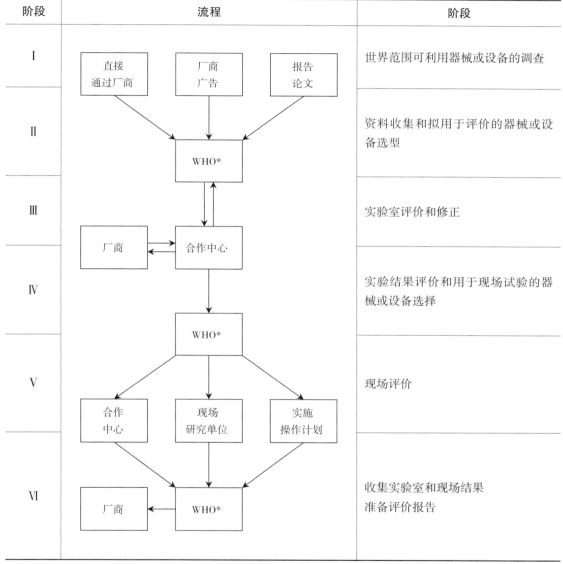

阶段	流程	阶段
I		世界范围可利用器械或设备的调查
II		资料收集和拟用于评价的器械或设备选型
III		实验室评价和修正
IV		实验结果评价和用于现场试验的器械或设备选择
V		现场评价
VI		收集实验室和现场结果准备评价报告

附图 3-1　WHO 杀虫剂施药器械或设备评价方案

* 有关器械或设备评价的咨询和通信的联络地址为：Control of Tropical Diseases, World Health Organization, 1211 Geneva 27, Switzerland.

1. 手动压缩喷雾器。
2. 车载式空气压缩气溶胶发生器。
3. 背负式机动弥雾机。
4. 热烟雾机。

WHO 得到厂商有关候选喷雾器的完整数据单表后会进行资料审核。若符合要求，WHO 将要求厂商提供产品样品与完整的资料单表，由 WHO 指派一个合作中心进行实验室评价。

厂商提供给 WHO 的资料数据单表，以及提供给合作中心的样品，均为厂商自愿行为，不牵涉任何强制性。往返于合作中心的运输费和海关过关费等在内的所有费用均由厂商负担。

阶段 III. 实验室评价和修订。

对杀虫剂施药设备进行测试和实验室评价是由 WHO 指派的五个合作中心之一完成的。WHO 合作中心对喷雾器进行测试来判定该器械或设备是否符合 WHO 规定的使用规范。WHO 规范是在考虑机械或设备的性能、材料和规格基础上准备出来的。

测试中心在完成一系列试验后将出具报告。若有相关改进意见，测试中心需将报告提供给厂商；否则即判定器械或设备测试满意。实验室和现场评价的关键在于反馈试验结果，给厂商提出改进性意见。

系列的测定试验由合作中心免费进行。

阶段 IV. 实验室结果的评价和用于现场评价的器械或设备的选择。

由 WHO 合作中心和厂商完成的报告与器械或设备的数据资料一起提交给 WHO 进行复审、分析和评价。结果满意则认定该喷雾器符合 WHO 的规范，然后将准备现场试验。杀虫剂施药器械或设备只有通过了实验室检测才能进行现场评价。

阶段 V. 现场评价。

在媒介生物控制规划范围内使用的器械或设备要建立其适宜性，必须设计现场评价。现场评价能测定器械或设备在媒介生物控制过程中的性能和效力、操作员和环境的安全性和可靠性。

杀虫剂施药器械或设备的现场评价试验可由 WHO 指定的合作中心组织完成。

WHO 现场评价的方针解释了目标的细节、材料和方法、组织和报告程序，有助于现场工作人员在媒介生物控制规划中组织现场试验。迄今为止，WHO 已经发布了用于手动喷雾器和空间喷洒器械或设备的现场评价指导手册。

候选的杀虫剂施药器械或设备现场试验完成后，负责人将根据手册推荐的格式准备报告并上报 WHO。

阶段 VI. 评价报告的准备。

WHO 在分析现场评价报告的基础上，将实验室检测结果与现场试验评价资料对照，并撰写报告。如果器械或设备通过了实验室检测和现场试验，在征得厂商的同意后，报告将会作为 WHO 文件发布，分发到更广的范围。

对于厂商和消费者来说，重要的是了解 WHO 不会发布证书给任何产品，也不会推荐给消费者任何产品标志或样式。

二、WHO 杀虫剂施药器械或设备的检测、评价和发展合作中心

英 国：International Pesticide Application Research Centre (IPARC), Imperil College at Silwood Park, Sunninghill, Ascot, Berkshire, England

美国： West Pasco County Mosquito District, Office of Entomology Services, Department of Health and Rehabilitative Services (HRS), Jacksonville, FL, USA

丹麦： Statens Jordbrugtekniske Forsog, Bygholm, Horsens, Denmak

俄罗斯： Department of Medical Entomology, Martsinovsky Institute of Medical Parasitology and Tropical Medicine, Moscow, USSR

泰国： Division of Medical Entomology, Department of Medical Sciences, Bangkok, Thailand

手动压力喷雾器现场试验指南

本指南是为媒介生物控制人员现场测试手动压力喷雾器时提供帮助。

虽然本指南仅涵盖了机械方面的试验，如整机设计、器械或设备操作、机械性能、维护保养，但也讨论了其他与试验有关的一些因素，如室内滞留喷洒效果等。

1. 杀虫剂的类型、成分和剂量。

2. 喷雾器械或设备的应用技术。

3. 试验地区的大小及地形。

4. 建筑物的布局和建筑材料。

5. 靶标媒介生物。

6. 昆虫学评价方法。

手动压力喷雾器广泛应用于公共卫生和农业等方面，喷雾器的构造，主要包括三个部分：药液箱、打气泵和喷雾系统。此类喷雾器利用手动压缩打气泵，使药液箱内的水产生压力，利用水能使药液雾化。使用适宜型号的喷嘴，使药液雾化获得最适大小的雾粒、最佳喷雾率，以及形成适当的雾粒分布。

此类喷雾器适宜应用的杀虫剂剂型可以是溶液、乳油和可湿性粉剂，以及水中可分散的悬浮液等。

一、目 的

现场测试的目的如下。

1. 评价一个喷雾器样品在现场使用时的性能，观察样品喷雾器的效率和耐久力。

2. 现场测试喷雾器样品的操作是否简单、安全。

3. 确定备用零部件的更换周期。

4. 发现喷雾器可改进的方面，如果可能，则建议制造商尽可能地改进设计和构造，提高其性能。

二、试验区域

对喷雾器的评价是在实际媒介生物控制工作中进行的，使用时要符合媒介生物控制区域的实际条件。

在评价过程中可能会用到与试验地区有关的基础数据，需记录如下数据。

1. 试验地区的面积和地形。

2. 主要的气候条件。

3. 房屋建筑的分布，养殖业的规模和分布。

4. 道路网络及其类型和特点。

5. 本次试验操作人员的技术水平。

三、待试材料

1. 喷雾器的试验数量　现场试验的喷雾器数量，最少要使用4台，建议在试验地区配备额外2台作为备份，以防止丢失或偶然故障等突发情况。

2. 工具和备用零部件　在操作现场，除了制造商所配备的工具和零部件外，还应该准备足够数量的备用零部件及其他工具。

3. 测试所用杀虫剂　贮备足够量杀虫剂，最好的办法是预先定量分装，直接提供给操作人员，这样可以保证使用时有准确的剂量，接触杀虫剂更为安全、配制药剂更方便。

杀虫剂混匀一般包括：每台喷雾器应该配备水桶1只，带有滤网的漏斗1个，混匀用的木制搅拌桨1个，用于加水的刻度量筒1个。

4. 防护装置　配备的防护装置要根据使用的杀虫剂种类和操作条件而定。通常情况下，负责具体操作喷雾器的人员推荐使用以下防护措施：每一名操作者应配备一个防护物品工具箱，箱内包括：

防护服2套，以保证每天都能穿清洗过的防护服；

宽边帽子1顶，用来保护头部、面部和后颈，使其免受喷雾操作时空气中杀虫剂颗粒的伤害；

护目镜1副，用于在杀虫剂使用过程中佩戴；

橡胶手套1副，喷雾及对杀虫剂进行操作时使用；

胶靴1双，在喷雾过程中保护脚部，隔离杀虫剂；

肥皂、毛巾以及盛水的容器等。

5. 试验设备和仪器　对每一个参加喷雾器现场测试的人员来讲，为测试喷雾器的压力、出水速率和喷幅宽度时，需要准备以下设备和仪器：

高精压力测量仪器，刻度范围在0～700kPa，并且在喷嘴组装之前安装在喷杆的末端；

圆筒，量度范围为0～1000ml；

与压缩喷雾器配套的压力调控装置，用来测量喷嘴的排放速率；

计时器或秒表，能够计数到分钟和秒数；

毫米刻度米尺。

6. 器械或设备的运输工具　在试验期间应当配备车辆，用来运输喷雾器器械或设备、杀虫剂、喷雾器操作人员和其他人员。

四、组织

1. **检查员和管理人** 对喷雾小组应该指派专门的检查员进行指导和监督，一个检查员负责检查监督两个班组。整个现场试验的监督工作应该由一个主要的管理者或项目负责人全面负责。

2. **喷雾小组** 喷雾器操作者可以从喷雾小组中随机挑取，但必须满足试验人员人数的要求，每个喷雾小组至少需要指派 3 ～ 4 名人员（喷雾小组是喷雾操作中的最小单元）。喷雾人员必须服从小组负责人的监督，并且由负责人控制喷雾的质量，也承担向喷雾操作者提供喷雾器保养和正确使用的指导。

3. **测试报告** 理论上，每个喷雾器的操作者每周（或每天）要报告喷雾器的使用情况。如果其中有操作者不具有撰写报告的能力，小组负责人就应该在每天工作结束后负责完成报表。在野外对试验情况应该精确观察，并且正确记录在报表上。检查员应该每天对报表进行检查、评论，并且在每个周末将报表提交给管理者。

除每周或每天的报表之外，每台喷雾器还应配备一张记录卡，由管理者或调查者用来记录常规试验结果；还应有一份野外试验期间所有喷雾器维修的记录卡。

野外试验报告的表格可以由调查者针对当地的组织结构和野外评价的精确性及试验目的专门设计。根据涉及的目的不同，以下列出了几个合适的报表。

4. **运输工具纪录** 记录所用机动车辆的类型和野外试验地区的基本路面情况。如果喷雾器及其零部件在运输过程中有防震等保护装置，必须在最后的报告中体现出来。喷雾器械或设备在此条件下能够经受的运输限度是进行评价的一个重要方面。

五、测试方法

（一）预试验

新开封的喷雾器从包装箱取出时应仔细检查，检查内容包括包装是否适当、与供应商提供的产品目录是否一致、与实验室用过的产品型号是否一致等。

喷雾器和主要部件应该标有序列号，便于在野外试验中进行识别。

1. 给每个喷雾器装水，直到最大容量的 3/4 建议水量。严格按照下面的方法进行测量。

（1）推压打气泵至产生 380kPa 的压力。

（2）如果喷雾器安装了压力调节装置。

—喷雾系统通过 380kPa 的压力时，测量喷杆的压力（即喷嘴的压力）；

—喷嘴对应的输出量（ml/min）；

—突然关闭阀门，水流停止时喷嘴的瞬间压力。

（3）如果喷雾器安装了压力测量装置：

—测量桶内压力，并在 380kPa、276kPa 和 172kPa 处读数；

—测量喷嘴的流量（ml/min），必要时，将喷杆的压力调整为 276kPa。

（4）在水平压力下，打气筒杆上部的位移。

2. 给每个喷嘴编号并逐项进行以下试验。

（1）在喷杆的压力保持在 276kPa 时，标示此时的流量（ml/min）；为保证喷嘴处压力稳定，需要在压力喷雾器上安装一个压力调节装置和压力测量装置。

（2）在一面浅色多孔的墙壁上测量喷雾的宽度和干燥后的均匀度。

（3）喷雾的分布模式：如果能获得喷雾的分布情况图，应该评价分布质量的好与坏，并且确定喷雾的宽度和重叠部分。

（二）现场操作

在现场测试中，所有喷雾人员均统一装备型号。

所有喷洒人员应该考虑到当地的操作条件，并且按照生产商推荐的操作和说明使用、保存喷雾器。小组负责人也要掌握喷雾器的结构，以便进行简单的维修或调整。

小组负责人应该记录下每个喷雾器每天实际喷洒的时间及所消耗的水量，同时在周报告表中（附表 3-1）写明一周内机器每天的轻微损伤。同时，小组负责人还应在每个喷雾器的维护卡（附表 3-2）上记录下每次维修的情况、备用部件使用情况以及每次维修的人工耗时和机器由于损坏不能使用的时间。

由于需要维修不能使用或授权停止使用的喷雾器，应该留给主要负责人或监管人看管，同时负责人应该在维护卡上记录喷雾器每次维修的时间。

主要负责人或监管人应该最少一周一次去每个小组评定所有的喷雾器。评定时，主管人应打开喷雾器，进行必要的调整、维修及更换部件使每台喷雾器保持良好状况。而且主管人应该在每台喷洒器的维护卡上（附表 3-2）记录下维修及更换部件的详情。

监管人或主要负责人每次检查时，应对每台喷雾器的功效进行定量评估，并且在每台喷雾器的历史记录卡上（附表 3-3）记录评定结果。记录卡上应包括检查日期、喷雾器自上次检查后的负荷及自测试起泵上的累计用水量。应该检测以下内容并且将其记录在历史记录卡上。

1. 产生 380 kPa 罐压所需打气泵的推压次数。

2. 如果喷雾器装备有压力调节器：

—喷嘴处测得的喷管压，罐压 380 kPa 时流经排放系统的流量；

—相应喷嘴处的流速 (ml/min)；

—水流停止时的罐压。

3. 当压力调节器调整到正确的固定值后，需要重新检测并且记录新的数值；

4. 如果喷雾器装有压力表：

—罐压为 380 kPa、276kPa、172kPa 时压力表的读值；

—喷管压为 276kPa 时，喷嘴处的输出量。

附表 3-1 手动压力喷雾器野外效果试验的周报告样表

国家 / 省份 / 地区：

部门：　　　　　　　　　　　　　　品牌及型号：　　　　　　　　喷雾器编号：

喷雾小组编号：　　　　　　　　　　液体容量：　　　　　　　　　杀虫剂及成分：

	周一	周二	周三	周四	周五	周六	一周总计
工作时间：							
从：　　到：							
休息和运输时间（小时 / 分钟）							
实际喷雾时间（小时 / 分钟）							
喷雾及携带的舒适度（良、中、差）							
渗漏、部件的疲劳及故障 储水桶的装配 泵的装配 排放系统的装配							
日常维护（是　否　）							

备注：

小组负责人：　　　　　　　　　　检查员：　　　　　　　　　　地点及时间：

* 由喷雾操作者或小组负责人完成此表。

附表 3-2 喷雾器维护卡样表

喷雾器品牌及型号：　　　　　　　　　　　喷雾器编号：

喷雾器容量：　　　　　　　　　　　　　　开始使用时期：

　　　　　　　　　　　　　　　　　　　　报废日期：

日期	试验开始后喷雾器的装填累计总数	需要的维修，报废或损坏部件，故障细节	故障时长（小时数）	采取的测量方法及地点（室内 / 野外）	已用配件	维修时间（小时数）	维修记录	
							维修人及签名	职务

* 由喷雾器维修人员完成此表。

附表 3-3　喷雾器记录卡样表

喷雾器品牌及型号：　　　　　　　　　　　　　　　喷雾器编号：

喷雾器容量：　　　　　　　　　　　　　　　　　　开始使用日期：

野外试验持续时期：从　　到　　　　　　　　　　报废日期：

　　　　　　　　　　　　　　　　　　　　　　　　杀虫剂及成分：

		初始	最终
评价编号			
评价日期			
上次评价后喷雾器的装填次数		0	
喷雾器的状态总次数		0	
产生 380kPa 压力需要打气泵的推压次数			
若喷雾器安装了压力调控装置： 储水桶内压力为 380kPa 时喷嘴的压力 相应的流量（ml/min） 水流停止时桶内压力（kPa） 储水桶压力为 380kPa 时喷嘴调整后的压力 调整后相应的流量（ml/min） 水流停止时调整后的桶内压力（kPa）			
若喷雾器安装了压力测量装置 桶内压力为 380kPa 时的读数 桶内压力为 276kPa 时的读数 压力为 276kPa 时的流量（ml/min） 桶内压力为 172kPa 时的读数 合适的喷嘴编号 压力为 276kPa 时，新喷嘴的流量（ml/min）			
喷雾的宽度（cm）和平均干燥时间			
故障时长（累计 h）			

备注：

主要负责人姓名及签字：　　　　　　　　　　　　　　　　时间和地点：

* 由主要管理者或主要调查者完成此表。

5. 为了评定喷嘴的腐蚀度，用过的喷嘴要装配到为检测腐蚀度预留的特殊喷洒器上，同时控制罐压为 276kPa 时的水流，检测以下项目：

　　—流速 (ml/min)；

　　—喷洒在多孔渗水墙上的宽度及干燥后的均匀度。

完成上述检测后，更换喷嘴，同时在每个喷雾器的记录卡上记录新喷嘴的数量。

主要负责人或监管人应该观察使用中的喷雾器以用来评定喷雾器的使用效果和缺陷，以及评定喷雾器对于喷雾操作者来说是否简单、安全。同时，还应记录喷雾器操作者及观察人员的评价。

（三）最终测试

野外测试后，须把喷雾器从野外撤回。为了检查杀虫剂在喷雾器内有无结块、部件有无损耗等，需要将喷雾器拆开仔细检查。为了确定打气泵帽的损耗程度，还应进行"摆动"测试。

（四）操作说明

测试试验严格按照程序进行、对观测数据进行精确记录对喷雾器的质量评价非常重要。试验中每个操作人员都应严格遵循以下规定。

1. 保证每名喷雾操作者在使用喷雾器前已经熟悉了生产商提供的使用指南。

2. 在实际使用前，先用水检查喷雾器以确保其处于良好的使用状态。

3. 按照推荐步骤仔细混合喷洒剂，如果是悬浮液，应该经常晃动喷洒器以确保悬浮液均一稳定。

4. 喷雾器药桶内应留有一定的气体空间，其中的液体不应超过 3/4 或者按照生产商提供的容量指示。

5. 正确使用打气泵，打气时，把活塞轴拉到顶端后，然后双手均匀稳定地压下，注意应该把身上的力自上而下施加于把手上。

6. 按照要求给泵的活塞轴及皮碗上油。

7. 当喷雾器不使用时要将其内压力释放，尤其是喷雾器被转移或放置在温暖的地方时。

8. 使用及维修时，要认真确保喷雾器的操作压力在可接受范围内，通常 172 ～ 380kPa。

9. 喷洒后要按照推荐的步骤对喷雾器进行日常清洗，存放时，喷洒人员应使喷雾器保持干燥状态。

10. 把喷雾器放置于有顶的干燥储存棚内（每个喷雾器都应倒置，如果条件允许，可以把盖子的装配部件拆开摆放在罐内）。

11. 当在喷雾器上使用扳钳时，操作者应该小心，旋紧至以防泄漏即可，不可过度用力。

（五）安全预防及公共培训

所有的喷雾器操作者、小组负责人、保管人员、装罐人员及杀虫剂配制人员都应着防护服，截面罩，帽子，鞋子，手套，护目镜等。所有人员都应按照推荐的步骤经常用肥皂及清水洗手，尤其是在吃饭、吸烟之前（喷洒过程中不允许吸烟）。

事先将喷洒时间表告知试验区的居民。应该告知他们只要采取适当的预防措施，杀虫剂的应用是安全无害的，例如在喷洒过程中应该检测食物和装食物、水的容器是否密闭，同时确保当地所有的牲畜都远离喷洒区。所有居民应该远离杀虫剂喷洒区，30 分钟后方可返回。在喷洒开始前，喷洒员尤其应确保没有婴儿或患者在喷洒区内。

六、准备最终报告

最后的现场报告内容必须提供关于器械或设备使用效果的实际图片，以及其在主要野外传播媒介控制的有效应用方面是否合适。同时应报告野外试验结果，其中包括器械或设备的性能及耐久性、器械或设备的安全应用、试验期间遇到的困难及所需维护的类型。还应检测相关附件，例如生产商提供的压力表、压力调节器、喷管延长管、鹅颈管、喷嘴流量调节装置等并分别报告这些附件的性能和耐久性。

此外，还需要考虑器械或设备的费用，包括备用部分和维修费。同时还需要提供全面的支出有效性分析报告。

最后，野外评估报告中还应包括器械或设备进一步改进的意见和建议。

空间喷雾器械现场试验操作指南

本指南的目的是帮助操作人员在媒介生物控制计划中为评估空间喷雾器械而组织的现场实验。

在此仅涉及工程方面的试验，如设计、操作、性能和器械维护。总体而言，在媒介生物防控计划中还存在影响试验结果及喷雾操作效果的其他因素，即：①杀虫剂的种类、成分及剂量；②操作技术；③目标区域的大小及地貌；④植被或森林带；⑤气候情况；⑥应用周期；⑦建筑物的布局；⑧目标媒介昆虫；⑨昆虫学评定。

一、目标

1. 在媒介生物控制计划中评定现场操作与器械功效。
2. 研究功能障碍和机械故障，必要的修理，在通常使用情况下的维修需要和可行性。
3. 决定器械的耐久性及零件替换方案。
4. 核查仪器使用和操作的安全性。
5. 在条件许可的情况下鼓励对仪器的设计与生产进行修改。

二、试验面积

1. 选择　要精选和确定试验场地，需要适合操作评估昆虫学相关问题。

2. 大小　选定区域的面积大小取决于被评价器械的型号，是轻便的或是车载的；也取决于使用器械进行室内还是室外空间喷雾，或两者兼有；目标是在规定的时间内用该仪器使用所配备的产品完成目标区域的处理。车载器械适合在有足够便道的区域使用，车辆速度为 5km/h 时，喷雾的水平行程可以超过 100m。便携器械在操作者的行驶过程中使用，雾滴水平行程可以达到 10m。

3. 地理勘测　必须准备一份该地区详细地图，要素至少包括：①建筑的布局及其数量；②道路的类型和质量；③水库的类型和大小；④植被和林带。

收集的信息应包括建筑物的类型和大小、人口普查、气候条件，以及道路在评价期的可及度。

三、待试材料

1. 检测器械数量　一次试验计划通常对一套车载机组进行评估。就便携器械来说，可根据试验地区的大小，申请器械的数量，或最好为双机组进行检测。

2. 工具和备件　厂家通常会提供一套器械保养与修理必需的工具，在器械正常使用期间须提供充足的配件以备日常替换。

3. 杀虫剂　须提供试验及储备用的杀虫剂。另外，应给排出物部件提供煤油或推荐的冲洗溶剂以便冲洗该装配（频率为每天 1 次）。

混合杀虫剂的装置以及在野外需携带的部件通常包括桶、漏斗、过滤器及 5 加仑装的汽油罐。

4. 燃料　必须使用厂家推荐的燃料。两冲程发动机所用的燃料混合物必须遵循推荐的汽油与油的比例。可通过 1 天中每小时平均消耗量做出预算，还必须提供一些润滑油。

5. 防护装置　防护装置的需求取决于所用的杀虫剂化合物及工作条件。通常推荐使用下列物品保护操作员。

（1）为每个操作员准备两套工作服。

（2）为每个操作员准备一个宽边帽子或钢盔，用于喷雾期间覆盖头及保护面部和后颈部避免沾染空中浮游的杀虫剂粒子。

（3）为每个操作员准备一副塑料护目镜，在应用杀虫剂时佩戴。

（4）为每个操作员提供一对护耳器（或头盔、御寒耳罩、听力保护器），如在合作中心进行的测试，噪声水平超过可接受的水平 90dB 时佩戴。

（5）为每个操作员配备一个特殊的柱体呼吸器，以便防护杀虫剂，当喷洒仅适用于超低容量应用的高盐度化合物时佩戴。

（6）为该呼吸器提供备用的柱芯。

（7）家用型橡胶或塑料手套，当操作者喷雾和接触杀虫剂时使用。

（8）每人备一双胶靴，在喷雾期间保护脚免受杀虫剂的伤害。

（9）肥皂、毛巾和水容器。

6. 试验器械或设备　下列物品用于检验瓷砖燃料消耗量和器械或设备性能。

（1）转速计，用于测量发动机转速。

（2）风速计（便携式），测量风速。

（3）干、湿式温度计，测量温度和相对湿度。

（4）黏度计，测量杀虫剂成分的黏性。

（5）一个 1L 量筒。

（6）一个 100ml 塑料量筒。

（7）一台显微镜，配有载物台，一个目镜和 10× 物镜，用于观测液滴。

（8）100 个载玻片（2.5cm × 7.5cm），用于点滴试验。

（9）镁条，用于包裹表层有氧化镁和（或）硅和聚四氟乙烯的载玻片。

（10）4 个载玻片盒，每盒装 25 个载玻片。

（11）25 个铝盒，用于在现场装载玻片。

7. 表格　试验过程中应准备记录和报告必要信息的表格。

8. 运输　需要准备两辆平板挂车或轻运货车以运输器械或设备、杀虫剂和喷雾操作人员。

四、方法

在试验期间检测和评估的方法包括设计、操作、性能和器械或设备维修。在试验开始前应将器械或设备规格和试验内容通知程序负责人。

（一）预试验

收到器械或设备后，在开始实际现场作业之前应立即实施预试验。

1. 检查器械或设备　仔细核对器械或设备的任何损害或凹痕。按照厂家在操作手册和保修单上所介绍的附件、备件和工具的规格进行核对。

2. 熟悉元件　仔细阅读元件组装的说明书，熟悉所用燃料和油的类型，引擎的启动和停止，便携式器械或设备，或者车载的携带方法，杀虫剂储罐有油箱的添加和清空，提供的管口和节流阀的类型。

3. 操作器械或设备的组装　按照厂家说明书组装器械或设备，使运行准备就绪。参照技术规范，完整核对以下内容。

（1）建筑物的材料。

（2）尺寸。

（3）排空时的重量。

（4）燃料舱和杀虫剂药液箱的容量。

（5）消音器或排气管的位置，以及对操作者的安全性。

（6）便携式器械或设备携带，车载型装卸的方便性。

（7）流量调整或测量系统，位置以及操作的便利性。

（8）引擎和元件的标志。

4. 启动发动机

（1）按照推荐的燃料装填燃料箱，并且检查压缩机曲柄箱的油面。

（2）按照厂家的说明书启动发动机。

（3）必要时，依照厂家和（或）合作中心的要求戴上护耳器。

（4）重复开关几次发动机。

（5）检查燃料管是否有渗漏。

（6）给杀虫剂水槽加水。

（7）操作卸载系统，并且检查泄漏情况。

（8）检测是否所有的计量器和控制器均工作正常。

5. 发动机转速

（1）按照厂家说明将引擎速度调至最大。

（2）用转速计测量每分钟转数。

6. 燃料消耗

（1）将储罐和内燃机汽化器中的燃料清空。

（2）在燃油容器中装入定量的燃料，在杀虫剂药箱内装满水。

（3）将水的流速和引擎速度调整到最大极限，直到燃料耗尽引擎停止。

（4）测量此过程中引擎的工作时间。

（5）用相似体积的燃料重复这次试验。

（6）计算燃料的平均消耗量，（单位：L/h），以及装满燃油的引擎所能工作的时间。

7. 管口放电效率

（1）将杀虫剂药箱和其排出管的液体排空。

（2）在杀虫剂药箱中装入定量推荐使用的杀虫剂，并记录其黏稠度和温度。

（3）引擎以最大速度应用该杀虫剂。

（4）测量杀虫剂由推荐调整尺寸喷嘴完全排空所用的实际时间。

（5）以相似的杀虫剂剂量重复该试验。

（6）计算喷嘴的平均排出率（单位：ml/min）以及将杀虫剂药箱完全排空所用的实际时间。

（7）通过设置活塞泵或可变的节气门进行核对。

8. 喷射的最大高度（适用于背负式机动喷雾器）

（1）用水装满杀虫剂药箱。

（2）将胶皮管与喷雾器的侧面保持垂直。

（3）使引擎以最大速度喷洒，同时管口垂直，直到喷洒停止。喷嘴水平与喷洒液面的差额是药箱液面以上的极限喷射高度（单位：cm）（此试验用于校验杀虫剂水槽的压力输送）。

9. 垂直和水平喷射的测量　通常是合作中心检测的一部分，一般不开展现场检测。

10. 液滴大小的测量　考虑到在现场操作该试验的困难与非实用性，可以将其从现场试验中去掉，当然器械或设备始终要按照该厂家的指令进行操作。

（二）现场试验

现场试验与核对将在实际现场作业中实施，涉及在现场条件下器械或设备的性能与机械效率。

1. 小液滴的密度与射程　此试验是评定室内外昆虫活体试验有效性的必要补充。

（1）根据选择的地点在载玻片上涂上氧化镁、硅或聚四氟乙烯以及标签。在试验开始之前30分钟应将载玻片水平地放在接近于蚊笼的地方（1片/笼），然后收集沉降液滴：

①便携器械或设备

室内：在每个选择的房子内。

户外：在离每个选择的房子25m及50m的地方。

②车载式器械或设备：在特定的距离，或25m、50m、100m及150m，在所选房子的内外、道路的两边检测杀虫剂能传送多远。载玻片铝盒可以用作此目的。露天的载玻片盒应固定在地面以上60cm的桩柱上。

（2）操作记录温度、相对湿度及风速。在小雨、大雨或风速超过10km/h时不宜使用。

（3）在施加完成之后30分钟收集载玻片，放置到玻片盒内运送到实验室进行检测。

（4）用配有机动载物台的10×目镜和10×物镜显微镜对2小时内收集的载玻片进行

液滴计数。2 小时后，涂有硅或聚四氟乙烯的载玻片更加稳定，可用于检验。测定每个载玻片每平方厘米的液滴数。

（5）将结果制表。

2. 杀虫剂消耗量　每天喷洒后，必须测量药箱内剩余的杀虫剂，以测定在一定使用期内的消耗量。为安全起见，应用专用的量尺或直尺对药箱内剩余的杀虫剂的体积进行测量，以计算试验中特定杀虫剂的剂量。涉及地区的大小、处理的房屋数量和该地区人口数量也应记录。

3. 燃料消耗　记录每日内各小时对应的燃料消耗量到登记簿或表格。

4. 机械性能　器械各种元件在野外正常使用时间要进行核对。所有的故障和零件替换记录其相应的时间，可以参考下列项目。

（1）引擎的变化（此试验应该在现场使用前后开始和引擎停止时进行，观测启动发动机时发生变化的时间）。

（2）发动机故障，调整并保养电气系统的时间。

（3）燃料管渗漏，杀虫剂管道和压缩空气系统。

（4）燃料管和杀虫剂管道的堵塞。

（5）安全使用和火灾危险。

（6）重量和设计的手感适应性。

（7）操作员的舒适度（背负式喷雾器体）和装卸的易操作性（车载型）。

（8）振动和对框架可能的破坏。

（9）喷嘴向不同方向运动的灵活性。

（10）喷射的易控制性，应在驾驶室提供一个快速的停止工具，以便急需时使用（车载型）。

（11）计量与测量系统的效率。

（12）所有材料和垫圈对化学药品的抵抗力。

修理或替换零件所用的时间应该予以记录，并且对照该器械或设备已经花费的时间总数加以核对，以建立修理时间总数与工作时间总数的比率。

5. 维修要求　遵循厂家说明书注意事项，保持器械或设备的日常维护和正常使用，发现潜在的故障并校正。必须对器械或设备例行保养与维修以便可以随时使用，杀虫剂排出系统在每日工作结束后进行清洁与冲洗、定期检查。

故障、修理和零件替换应记录对应的时间。

（三）最终试验

最终试验应在实际现场操作 300 小时以后进行，预试验与最终试验都应做好以下记录。

（1）发动机速率。

（2）燃料消耗。

（3）喷管的排出率。

（4）最高喷射高度。

五、组织

（一）机组

通常，对便携器械或设备每个机组分配 2 名操作员，进行一个 60 分钟的基本循环或用完一桶杀虫剂（通常是 60 分钟）。基于机器的重量与振动，上述循环是必需的，尤其在潮湿炎热的情况下。

现场主管人或班长应负责每个机组的日常活动，检查器械或设备的工作情况，监督指定作业领域的施药技术。

车载式器械或设备机组通常由一名操作员和一名现场主管人组成。

（二）管理

1 名资深的管理人 / 研究者应该对操作负责，应该核对现场主管人当日和 1 周的记录报告。

（三）训练

从事现场实验的操作员和现场主管人员应该接受不同操作活动的训练，训练应包括下列项目。

1. 器械或设备的安全使用和处理，适当的维护和使用后清洁（冲洗杀虫剂排出系统），查找故障和简单维修，例行保养和维护。

2. 便携器械或设备合理操作方法的训练应涉及喷洒操作员使用机器时的循环、行走速度和室内外不同的使用方法。

3. 对车载式器械或设备的训练应包括说明书上有关在喷洒过程中适当的行驶速度及喷嘴指向的角度。

4. 记录和报告系统。

（四）安全措施和公共卫生教育

在工作时，所有操作员应穿戴防护衣、工作服、帽子、护目镜、手套、鞋和护耳器。建议经常清洗，在喷射期间严禁吸烟。

当喷洒适用于极低使用量的杀虫剂时，应配备一个特殊的柱体呼吸器对操作员进行保护。柱芯要按照安全规程进行定期更换。

必须告诫操作员不要使用便携器械或设备处置有患者或新生婴儿的房子，也不要直接对着人和动物喷洒。

必须通知试验地区的居民操作的日期和时间，告知采取必要的预防措施后才可以安全使用杀虫剂；当在室外喷洒杀虫剂时，要通知居民必须打开全部的门窗，盖好食物，及水容器，盖好鸟笼，然后待在室外，直到处置彻底结束为止。人员不得跟随喷洒操作员或靠近器械或设备。

在室内喷洒杀虫剂时，必须遵守上述所有预防措施。在喷洒杀虫剂后必须关闭门窗 30 分钟。居民在通风换气（开门窗）30 分钟后可以回到他们的房间。

在交通危险地区使用车载式器械或设备，尤其是应用热喷雾时，必须通知警方。应该在喷洒地区周围放置适当的道路标志信号以警示驾驶员。

六、持续时间

推荐的现场试验持续时间是 300 小时，这可能与传病媒介种类、传播季节及使用频率有关。

通常在早上 6:00 至 8:30 之间，下午 18:00 至 20:00 之间进行。这是风速和温度梯度的最佳时期，液滴能自由沉降到目标面积上。不应在下雨或风速超过 10km/h 时进行喷洒试验。

在适当的户外条件下，应该让喷雾器连续不间断工作 4h 以上，以便观察引擎的热度和起动机的性能。

七、记录和报告系统。

工作数据和不同的现场试验结果应记录在为该试验设计的专用表格上。

现场主管人应在日报表上记录全部与在户外器械或设备性能相关的备注、引擎的故障、使用中的危险等。上述数据和信息对管理人员或研究者作最后的评定报告极为有用。

八、总结报告

现场总结报告必须阐述器械或设备性能及其在当前现场条件下对虫媒病防控实施的效率。

现场试验的总结报告包括器械或设备的性能、使用年限及其使用的安全性和维修要求，以及在试验期间的困难等。由厂家提供可选元件，如不同的喷嘴、冲洗容器、灰尘转换装置、粉碎或加热雾化器等，必须检测并分别报告它们的性能和使用年限。由 WHO 合作中心提供有关的数据表单并附到报告后。

器械或设备的成本，包括更换配件和维护的费用应予以考虑，一个有效的总成本分析也是需要的。对改善该器械或设备的进一步建议也应写入现场鉴定报告中。